NURSING

中等卫生职业教育 护理专业系列教材

（供护理、助产、医学检验、药剂等专业用）

解剖学基础
学习指导（第4版）

JIEPOUXUE JICHU XUEXI ZHIDAO

主　编　马　路　　于叔杰

副主编　陈芊扑　　曹正伟　　马弗愚　　彭　敏

编　者　（排名不分先后）

于叔杰　　马　路　　马弗愚　　龙　轩　　叶常青

付凌莉　　刘启蒙　　杜顺华　　何　毅　　张　莉

陈芊扑　　曹正伟　　彭　敏　　魏　丽

U0379349

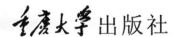
重庆大学出版社

内容提要

本书是中等卫生职业教育基础学科《解剖学基础》的配套教材,结合作者多年的教学经验,并参考了国内最新的同类教材和参考书编写而成的。全书共分13章,包括绪论、细胞、基本组织、运动系统、消化系统、呼吸系统、泌尿系统、生殖系统、脉管系统、感觉器官、神经系统、内分泌系统、人体胚胎学概要等内容。每章包括内容提要、测试题及参考答案3部分。

本书以中职学生的实际水平为起点,重点突出,深度适宜,启发性强,不仅可作为各类中职学校护理与医学相关专业教材,供学生进行同步训练和自我检测,还可作为重庆市普通高校高等职业教育分类招生统一考试参考用书。

图书在版编目(CIP)数据

解剖学基础学习指导/马路,于叔杰主编.--4版.
--重庆:重庆大学出版社,2022.8(2023.7重印)
中等卫生职业教育护理专业系列教材
ISBN 978-7-5689-1133-7

Ⅰ.①解… Ⅱ.①马… ②于… Ⅲ.①人体解剖学—
中等专业学校—教学参考资料 Ⅳ.①R322

中国版本图书馆 CIP 数据核字(2022)第 115164 号

解剖学基础学习指导

(第4版)

主 编 马 路 于叔杰
策划编辑 梁 涛
责任编辑:李定群 版式设计:梁 涛
责任校对:刘志刚 责任印制:赵 晟

*

重庆大学出版社出版发行
出版人:饶帮华
社址:重庆市沙坪坝区大学城西路21号
邮编:401331
电话:(023) 88617190 88617185(中小学)
传真:(023) 88617186 88617166
网址:http://www.cqup.com.cn
邮箱:fxk@ cqup.com.cn (营销中心)
全国新华书店经销
重庆升光电力印务有限公司印刷

*

开本:787mm×1092mm 1/16 印张:8.75 字数:220千
2006年8月第1版 2022年8月第4版 2023年7月第22次印刷
印数:86 001—96 000
ISBN 978-7-5689-1133-7 定价:29.00 元

第4版前言

《解剖学基础学习指导》自2006年8月出版以来，由于实用性强，受到各地中等卫生职业学校广大师生的好评，得到了广泛使用。

2022年5月1日新修订的《中华人民共和国职业教育法》正式施行。作为职业教育重要组成部分的卫生职业教育迎来更好发展机遇。为了进一步提高卫生职业教育质量，提升学生综合素质和技术技能水平，我们根据最新调整后的重庆市中职毕业生参加高职分类考试招生专业综合理论测试护理类考试大纲，对使用了4年的《解剖学基础》(第3版)教材进行了再次修订。《解剖学基础学习指导》(第3版)作为配套教材，也进行了相应的修订。

在编写形式上，我们尝试了"互联网+"医学教育的数字化创新，在传统纸质教材的基础上融合数字内容，使传统课堂教学迈向数字教学和移动教学，便于学生自主学习，因材施教。教材中删去了参考答案，通过二维码扫码呈现，统一放在书末。

本教材在编写过程中，得到重庆医科大学护理学院、重庆医科大学附属第一医院、重庆医药高等专科学校、重庆三峡医学高等专科学校、重庆护理职业学院、重庆市合川卫生学校、重庆市医药科技学校、重庆市医药卫生学校、重庆市江南职业学校、重庆市工商学校、重庆市卫生技工学校、重庆市医科学校、重庆市荣昌职业教育中心、重庆市育才职业教育中心、重庆市渝中职业教育中心、重庆市女子职业高级中学、重庆市南丁卫生职业学校、重庆护士学校等各编者学校及医院的大力支持和协助，在此一并表示诚挚的谢意。

教材是教学理念、教学内容、教学方法和教学手段改革的重要载体。我们力求使教材质量不断提高，内容和形式日臻完善。但由于知识水平和编写能力有限，时间仓促，本教材难免有疏漏之处，恳请各位读者批评指正，不吝赐教。在此致谢。

马　路　于叔杰

2022年6月

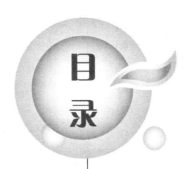

目录

第一章

绪 论

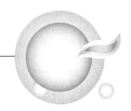

内容提要

一、解剖学基础的定义及其在医学科学中的地位

1.定义　是介绍正常人体的形态、结构及其发生发育规律的科学。解剖学基础是由传统的人体解剖学、组织学及胚胎学的基本内容,按照"必须、够用"的原则整合而成的一门新课程。

2.地位　是中等职业学校护理与医学相关专业的一门重要基础课程。只有掌握了正常人体形态结构的基本知识,才能为学习各专业后设课程以及临床实践打下坚实的基础。

二、学习解剖学基础的观点

(1)整体观点。

(2)动态观点。

(3)主体观点。

三、解剖学基础的学习方法

(1)细致观察,深入思考。

(2)整体把握,构筑网络。

(3)遵循规律,加强记忆。

(4)联系生活,注重实践。多看标本,多看模型,多看图,多在自己身体上触摸。

四、人体的组成和分部

(一)组成

细胞　是组成人体结构和功能的基本单位。

组织　是由许多形态结构相似、功能相近的细胞与细胞外基质组成的结构。

器官　是由几种不同的组织结合成的具有一定形态和生理功能的结构。

系统　是由若干功能相关的器官联合在一起,共同构成的完成某一方面生理功能的结构。

人
体
的
九
大
系
统 ｛运动　支持、保护、运动
消化
呼吸
泌尿 ｝内脏　位于胸腔、腹腔和盆腔内，并有孔道与外界相通，执行新陈代谢功能
生殖
脉管　运输
感觉器　接受信息
神经
内分泌 ｝调节、控制

（二）分部

人体的分部 ｛头
颈
躯干　胸、腹、背、腰、盆、会阴
四肢 ｛上肢　肩、臂、前臂、手
下肢　臀、大腿、小腿、足

五、解剖学基础的基本术语

（一）解剖学姿势

身体直立，两眼平视前方，上肢下垂，两脚并拢，手掌和足尖向前。

（二）方位

1.上、下　近头顶者为上，近足底者为下。

2.前、后　近腹侧面者为前，又称腹侧；近背侧面者为后，又称背侧。

3.内侧、外侧　近正中矢状面者为内侧，远离正中矢状面者为外侧。

4.内、外　凡有空腔的器官，近腔内者为内，远离腔内者为外。

5.浅、深　近体表者为浅，远离体表而距人体内部中心近者为深。

6.近端、远端　四肢中近躯干者为近端，远离躯干者为远端。

（三）轴

1.垂直轴　呈上下方向，与人体长轴平行，与地平面垂直的轴。

2.冠状轴　呈左右方向，与地平面平行，与人体长轴垂直的轴。

3.矢状轴　呈前后方向，与地平面平行，与人体长轴垂直的轴。

（四）面

1.矢状面　沿前后方向，将人体纵切为左右两部分的切面。其中，通过人体正中的矢状面，称为正中矢状面。它将人体分为基本相等的左右两半。

2.冠状面　沿左右方向，将人体纵切为前后两部分的切面。

3.水平面　沿地平面方向，将人体横切为上下两部分的切面。

器官的切面：

纵切面　与器官长轴平行的切面。

横切面　与器官长轴垂直的切面。

（五）石蜡切片（切片）

制作程序：取材→固定→包埋→切片→染色→封片。

（六）HE 染色（苏木精-伊红染色）

苏木精　为碱性染料，主要将细胞核内染色质和细胞质内核糖体染成紫蓝色。容易与碱性染料结合而被染成紫蓝色的性质，称为嗜碱性。

伊红　为酸性染料，主要将细胞质和细胞外基质中的成分染成红色。容易与酸性染料结合而被染成红色的性质，称为嗜酸性。

测 试 题

一、填空题

1.身体直立，两眼平视前方，上肢下垂，两脚并拢，手掌和足尖向前的姿势称为_____。

2.近头顶者为_____，近足底者为_____；近腹侧面者为_____，近背侧面者为_____；近正中矢状面者为_____，远离正中矢状面者为_____。

3.四肢中近躯干者为_____，远离躯干者为_____。

4.沿前后方向，将人体纵切为左右两部分的切面，称_____；沿左右方向，将人体纵切为前后两部分的切面，称_____；沿地平面方向，将人体横切为上下两部分的切面，称_____。

5.在 HE 染色的情况下，容易与碱性染料结合而被染成紫蓝色的性质，称为_____；容易与酸性染料结合而被染成红色的性质，称为_____。

二、名词解释题

1.内脏　2.解剖学姿势　3.正中矢状面　4.嗜酸性　5.嗜碱性

第二章

细　胞

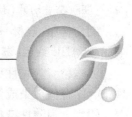

内容提要

细胞是生物体形态结构、生长发育和功能的基本单位。

第一节　细胞的形态

细胞的形态多种多样，常呈扁平形、多边形、立方形、长梭形、星形及柱形等。

第二节　细胞的结构

每个细胞均可分为细胞膜、细胞质和细胞核3个部分。

一、细胞膜

细胞膜是包在细胞外面的一层薄膜，有维持细胞形态和保护细胞的作用，还有物质交换、接受刺激、传递信息的作用。

二、细胞质

细胞质是细胞膜与细胞核之间的部分。它主要包括：

1.基质　均质状的透明的胶状物质。

2.细胞器　包括内质网、高尔基复合体、溶酶体、过氧化物酶体、线粒体及核糖体等。

（1）核糖体　是细胞合成蛋白质的场所。它分两种：

核糖体 $\begin{cases} 附着核糖体 & 附着在内质网上，合成分泌至细胞外的蛋白质 \\ 游离核糖体 & 游离于基质中，合成细胞本身需要的结构蛋白质 \end{cases}$

（2）内质网　是由生物膜围成的管、泡和扁囊状结构，相互连通构成网。它分两类：

内质网 $\begin{cases} 粗面内质网 & 附有大量核糖体，合成、加工、修饰、转运分泌至细胞外的蛋白质 \\ 滑面内质网 & 无核糖体附着，在不同的细胞内功能可不同 \end{cases}$

（3）高尔基复合体　由生物膜围成的小囊泡、扁平囊和大囊泡构成，进一步加工、浓缩、分选和包装粗面内质网输送的蛋白质，形成分泌泡和溶酶体等。

（4）溶酶体　是由一层生物膜围成的囊泡状结构，含多种酸性水解酶，分解蛋白质、多糖、脂类、核酸等,为细胞内的消化器官。

（5）过氧化物酶体　是由一层生物膜包裹而成的囊泡状结构,含多种氧化酶和过氧化氢酶,清除细胞内过多的过氧化物,保护细胞。

（6）线粒体　是由两层生物膜套叠而成的结构,呈颗粒状或粗线状。线粒体是蛋白质、脂肪和糖等氧化供能的场所,是细胞的"动力工厂"。

（7）细胞骨架　是胞质内的网架结构,维持细胞形态和细胞器的空间定位,参与细胞运动,参与细胞内外物质运输、细胞信号传导、细胞增殖分裂和分化等。

3.包含物　是基质中不固定的有形成分,如脂滴、糖原、吞噬体及吞饮小泡等。

三、细胞核

细胞核是细胞遗传信息储存、复制和转录的场所。它由核膜、核仁、染色质（染色体）及核基质组成。

1.核膜　由内外两层生物膜组成,保护核内物质。

2.核仁　是细胞内 rRNA 合成、加工和核糖体的装配场所。

3.核基质　是由纤维蛋白组成的立体网架系统,参与细胞 DNA 复制、基因表达、以及参与染色质 DNA 有序包装和构建等。

4.染色质和染色体　染色质和染色体是同一种物质在细胞不同时期的两种表现形式,是遗传信息的载体。染色质是细胞间期中细胞核内能被碱性染料染色的物质。染色体是细胞分裂期中染色质高度螺旋化聚缩而成的棒状结构。

测 试 题

一、单项选择题

1.生物体形态结构、生长发育和功能的基本单位是(　　　)。

  A.细胞　　　　　　B.组织　　　　　　C.器官　　　　　　D.系统

2.下列人体中最大的细胞是(　　　)。

  A.白细胞　　　　　B.巨噬细胞　　　　C.红细胞　　　　　D.成熟卵细胞

3.人体细胞中没有(　　　)。

  A.细胞膜　　　　　B.细胞质　　　　　C.细胞核　　　　　D.细胞壁

4.细胞遗传信息储存、复制和转录的场所位于(　　　)。

  A.内质网　　　　　B.核糖体　　　　　C.细胞核　　　　　D.线粒体

5.细胞合成蛋白质的场所是(　　　)。

  A.内质网　　　　　B.核糖体　　　　　C.线粒体　　　　　D.高尔基复合体

二、填空题

1.细胞的结构包括_____、_____和_____ 3 个部分。

2.被称为细胞"动力工厂"的细胞器是_____。

三、名词解释题

染色质

四、简答题

人体细胞内主要的细胞器有哪些？它们分别有哪些功能？

第三章

基本组织

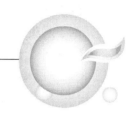

内容提要

第一节　上皮组织

一、被覆上皮

特点：

①细胞多,细胞外基质少。

②细胞有极性。

③无血管。

（一）被覆上皮的分类和结构

分类：

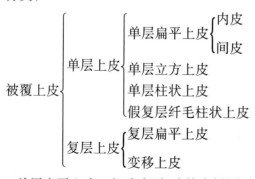

1.单层扁平上皮　细胞扁平,胞核扁椭圆形,居细胞中央。

内皮:衬于心、血管和淋巴管腔面。

间皮:覆盖于胸膜、腹膜和心包膜表面。

2.单层立方上皮　细胞立方形,核圆居中,见于肾小管、小叶间胆管、甲状腺滤泡等处。

3.单层柱状上皮　细胞呈棱柱状,胞核呈椭圆形,靠近细胞基底部,见于胃、肠、子宫、输卵管等器官。分布于肠道的单层柱状上皮含有杯状细胞。

4.假复层纤毛柱状上皮　由柱状细胞、梭形细胞、锥形细胞及杯状细胞组成,细胞高矮不一,但均附于基膜,柱状细胞有纤毛,分布于呼吸道。

5.复层扁平上皮　又称复层鳞状上皮,靠近游离面为扁平细胞,中间为多边形细胞,附着于基膜的是一层矮柱状的基底细胞,分布于皮肤表皮、口腔、食道、阴道等。

6.变移上皮　细胞的层数和形状随器官功能状态而改变,分布于肾盏、肾盂、输尿管及膀胱。

(二)上皮细胞的特殊结构

1.游离面　有微绒毛和纤毛。

(1)微绒毛　电镜下,为细胞膜和细胞质形成的指状突起;光镜下,为纹状缘(小肠)或刷状缘(肾小管)。微绒毛能扩大细胞表面积,有利于吸收。

(2)纤毛　电镜下,为细胞膜和细胞质形成的粗而长的指状突起,能摆动,可定向推移上皮游离面的物质。

2.侧面　有细胞连接,如紧密连接、中间连接、桥粒及缝隙连接。

3.基底面　有基膜,是一层均质性的薄膜,有支持、连接和固定作用,也是上皮与结缔组织之间物质交换的半透膜。

二、腺上皮和腺

专门执行分泌功能的上皮,称为腺上皮。

腺上皮的细胞,称为腺细胞。

以腺上皮为主要成分构成的器官,称为腺。

(一)腺的分类

外分泌腺　有导管,分泌物经导管排出。

内分泌腺　无导管,分泌物称为激素。释放到毛细血管或毛细淋巴管,再输送到靶器官或靶细胞。

(二)外分泌腺的形态和结构

外分泌腺由分泌部和导管两部分组成。外分泌腺分单管状腺、单泡状腺、复管状腺、复泡状腺或复管泡状腺。

1.分泌部　是产生分泌物的结构。泡状或管泡状的分泌部,称为腺泡;中间的空腔,称为腺腔。

2.导管　输送分泌物。

第二节　结缔组织

结缔组织结构特点:

①细胞少,细胞外基质多。

②细胞种类多,无极性。

③细胞外基质由纤维、基质和组织液构成。

分类:

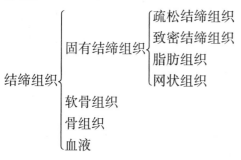

一、固有结缔组织

(一)疏松结缔组织(蜂窝组织)

1.细胞　种类多。

(1)成纤维细胞　细胞较大,扁平多突起。胞核呈椭圆形,色淡,核仁明显。胞质丰富,弱嗜碱性,色淡。成纤维细胞合成纤维和基质。

(2)巨噬细胞　细胞形态多样,有突起或伪足。胞核小,色深。胞质丰富,嗜酸性,含许多溶酶体、吞饮小泡和吞噬体。巨噬细胞吞噬异物、细菌和衰老死亡的细胞,参与免疫应答。

(3)浆细胞　胞核常偏居细胞一侧,染色质排列呈车轮状。胞质嗜碱性。浆细胞合成和分泌抗体,参与体液免疫。

(4)肥大细胞　胞质内充满粗大的嗜碱性颗粒,内含肝素、组胺和白三烯。肝素有抗凝血作用,组胺和白三烯与过敏反应有关。

(5)脂肪细胞　细胞内含脂肪滴,胞质与胞核被挤到细胞的边缘,在 HE 染色的切片上,细胞呈戒指状。脂肪细胞合成和储存脂肪。

2.纤维

(1)胶原纤维　数量多,粗大,由胶原原纤维构成,在 HE 染色标本中呈浅红色,韧性大、抗拉力强。

(2)弹性纤维　数量少,纤维较细,有分支,相互交织成网,富有弹性。

(3)网状纤维　含量很少,很细,分支多且互连成网,主要分布在基膜、网状组织,起支架作用。

3.基质　是由蛋白多糖等构成的均质性胶状物,有黏性,有限制细菌蔓延的作用。基质中有微小孔隙,流动着组织液。

组织液:是由毛细血管渗透到基质中的液体,是细胞和血液进行物质交换的媒介。

(二)致密结缔组织

致密结缔组织胶原纤维多,细胞和基质少,构成肌腱、韧带、真皮及器官被膜等,起支持、连接和保护作用。

(三)脂肪组织

脂肪组织由大量脂肪细胞聚集而成,分布于皮下、网膜和肠系膜,储存脂肪、缓冲压力、参与能量代谢和维持体温。

（四）网状组织

网状组织由网状细胞和网状纤维构成。网状细胞呈星形,多突起,互连成网,网状纤维交织成网状支架。网状组织构成造血组织和淋巴组织的基本支架。

二、软骨组织和软骨

软骨由软骨组织和表面的软骨膜构成。

（一）软骨组织的结构

1.软骨细胞　包埋于软骨基质中。软骨周边部为幼稚的软骨细胞,扁而小,单个分布;越靠近软骨中央,细胞越趋于成熟,变大,并分裂成多个软骨细胞。

2.软骨基质　即软骨细胞分泌的细胞外基质,由纤维和基质构成。基质呈凝胶状,纤维埋于基质中。

（二）软骨的分类

根据软骨基质内所含纤维种类和数量的不同,分3类:

1.透明软骨　软骨基质内含胶原原纤维,半透明状,见于肋软骨、气管、关节面等。

2.纤维软骨　软骨基质内含大量胶原纤维束,韧性大,分布于椎间盘、关节盘、耻骨联合等。

3.弹性软骨　基质内含大量弹性纤维,弹性强,分布于耳郭、会厌等。

三、骨组织

（一）骨组织的结构

骨组织由骨细胞和骨质构成。

1.骨质　即钙化的细胞外基质,包括有机成分和无机成分。有机成分由大量胶原纤维和少量基质组成。无机成分又称骨盐。

骨质的结构呈板层状,称为骨板。同一骨板内的纤维平行排列,相邻骨板间的纤维互相垂直。

骨板内及骨板之间有骨陷窝。相邻的骨陷窝借骨小管相连。

2.骨细胞　扁椭圆形,有突起。胞体位于骨陷窝内,突起伸入骨小管内。相邻骨细胞的突起互相接触。

（二）长骨的结构

骨组织形成骨密质和骨松质两种形式,二者差别在于骨板排列方式不同。

1.骨密质　骨板排列有3种方式:

（1）环骨板　外环骨板较厚,排列整齐;内环骨板薄而不规则。

（2）骨单位　又称哈弗斯系统,位于内、外环骨板之间,长筒状,与骨的长轴平行,由10～20层同心圆排列的骨板和一条中央管组成。

（3）间骨板　在骨单位之间,是一些排列不规则的骨板。

2.骨松质　由针状、片状的骨小梁构成,呈海绵状。骨小梁由不规则的骨板构成。

四、血液

血液由血细胞和血浆组成。血液在体外凝固后析出的淡黄色清亮液体,称为血清。

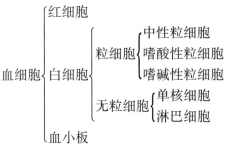

1.红细胞

形态:双凹圆盘状,无细胞核和细胞器,胞质内充满血红蛋白。

正常值:成年男性为$(4.0～5.5)×10^{12}$个/L,成年女性为$(3.5～5.0)×10^{12}$个/L。成年男性血红蛋白含量为120～150 g/L,成年女性为110～140 g/L。

功能:运输 O_2 和 CO_2。

2.白细胞

形态:无色有核的球形细胞,有变形运动能力。

正常值:$(4～10)×10^9$个/L。

(1)中性粒细胞　占白细胞总数的50%～70%。胞核呈弯曲杆状或分叶状,分叶核分2～5叶。胞质淡红色,含许多细小颗粒,分特殊颗粒和嗜天青颗粒。前者有杀菌作用;后者为溶酶体,消化中性粒细胞吞噬的细菌和异物。中性粒细胞有很强的趋化性和吞噬功能。

(2)嗜酸性粒细胞　占白细胞总数的0.5%～3%。胞核两叶,胞质内充满粗大、均匀的嗜酸性颗粒。嗜酸性粒细胞有趋化性,也能作变形运动。它抑制过敏反应,杀灭寄生虫。

(3)嗜碱性粒细胞　数量极少,占白细胞总数的0%～1%。胞核不规则,色浅。胞质含大小不等、分布不均的嗜碱性颗粒。嗜碱性粒细胞合成和分泌肝素、组胺、白三烯等,与过敏反应有关。

(4)单核细胞　占白细胞总数的3%～8%,体积大。胞核肾形、马蹄铁形,色浅。胞质丰富,灰蓝色,含许多细小的淡紫色嗜天青颗粒。单核细胞有较强的趋化性和活跃的变形运动能力,进入结缔组织后,分化为巨噬细胞。

(5)淋巴细胞　占白细胞总数的25%～30%。胞核大而圆,一侧常有浅凹,染成深蓝色。胞质少,染成天蓝色。淋巴细胞分 T 细胞和 B 细胞等,T 细胞参与细胞免疫,B 细胞参与体液免疫。

3.血小板

形态:较小,双凸圆盘状,无核,常聚集成群,是骨髓巨核细胞脱落下来的胞质小块。

正常值:成人为$(100～300)×10^9$个/L。

功能:止血和凝血。

第三节　肌组织

肌组织主要由肌细胞构成。肌细胞之间有少量疏松结缔组织、血管、淋巴管及神经。肌细胞又称肌纤维,肌细胞膜又称肌膜,细胞质又称肌浆。肌组织分骨骼肌、心肌和平滑肌。

一、骨骼肌

骨骼肌收缩迅速、有力而不持久,是随意肌。

(一)光镜结构

骨骼肌纤维呈长圆柱状。胞核扁椭圆形,数量多,贴于肌膜。肌浆中含大量肌原纤维。每条肌原纤维均有明带和暗带交错排列,各肌原纤维的明带和暗带分布在同一平面上。因此,肌纤维有明暗相间的横纹。

在暗带中部有色浅的 H 带,H 带中央有色深的 M 线。在明带中央也有色深的 Z 线。相邻两 Z 线之间的一段肌原纤维称肌节,每个肌节由半个明带、一个暗带再加半个明带组成。肌节是骨骼肌纤维形态和功能的基本单位。

(二)超微结构

1.肌原纤维　由粗肌丝和细肌丝构成,粗肌丝位于肌节中部,固定于 M 线,两端游离,表面有许多小突起,称为横桥;细肌丝的一端固定于 Z 线上,另一端伸入粗肌丝之间。肌纤维兴奋时,粗肌丝的横桥与细肌丝接触并拉着细肌丝向 M 线滑动,明带和 H 带变窄,肌节变短,肌纤维和肌肉收缩。

2.横小管　是肌膜向肌浆内凹陷形成的管状结构,分布在明、暗带交界处。横小管环绕肌原纤维,将肌膜的兴奋迅速传到肌纤维的内部。

3.肌浆网　是肌纤维中特化的滑面内质网,位于横小管之间。肌浆网两端膨大称为终池,其余部分呈纵行排列,称为纵小管。横小管与其两侧的终池合称为三联体。肌浆网接受兴奋后能释放 Ca^{2+},使横桥与细肌丝发生接触。

二、心肌

心肌收缩有自主节律性,不易疲劳,是不随意肌。

(一)光镜结构

心肌纤维呈短圆柱状,有分支并吻合成网。在相邻心肌纤维连接处,有闰盘。胞核 1～2 个,居中。横纹不如骨骼肌明显。

(二)超微结构

与骨骼肌纤维相似,其特点是:

①肌原纤维粗细不一、界限不清。

②横小管较粗,位于 Z 线水平。

③肌浆网不发达,终池不明显,与一侧横小管形成二联体。

④闰盘处肌膜有中间连接、桥粒和缝隙连接,使相互连接的心肌纤维形成一个形态和功能整体,进行同步收缩和舒张。

三、平滑肌

收缩缓慢而持久,是不随意肌。

平滑肌纤维呈长梭形,核椭圆形,居中。肌纤维呈层层排列,同一层内,肌纤维平行排列,相邻肌层肌纤维排列方向不同。

第四节　神经组织

组成:神经组织由神经细胞(神经元)和神经胶质细胞组成。

功能：

神经细胞　接受刺激和传导神经冲动，是神经系统形态和功能的基本单位。

神经胶质细胞　对神经元有支持、营养、绝缘及保护作用。

一、神经元

（一）形态结构

1.胞体　呈圆形、梭形、星形、锥体形等。胞体中央有大而圆的胞核，染色浅淡，核仁明显。光镜下，胞质内有两种特殊结构：

（1）尼氏体　斑块状或颗粒状，强嗜碱性，分布均匀。电镜下，尼氏体由粗面内质网和游离核糖体构成，合成蛋白质和神经递质。

（2）神经原纤维　细丝状，构成神经元的支架，并参与蛋白质和神经递质的运输。

2.树突　常为多个，内含尼氏体，接受刺激并将冲动传向胞体。

3.轴突　只有一个，无尼氏体，将神经冲动由胞体传出。

（二）分类

神经元根据突起的数量，分为多极神经元、双极神经元、假单极神经元。

神经元根据功能，分为感觉神经元（传入神经元）、运动神经元（传出神经元）和中间神经元（联络神经元）。

二、突触

概念：突触是神经元之间，或神经元与效应细胞之间的一种特化的细胞连接，传递神经冲动。人体内的突触多为化学突触。

结构：突触由突触前成分、突触间隙和突触后成分构成。突触前成分的胞质内有突触小泡，内含神经递质。突触前成分与突触后成分相对处的细胞膜称突触前膜和突触后膜，两者之间的间隙称为突触间隙。突触后膜上有受体。

三、神经胶质细胞

中枢神经系统中的神经胶质细胞有星形胶质细胞、少突胶质细胞和小胶质细胞等。

周围神经系统中的神经胶质细胞有施万细胞等。

四、神经纤维

神经纤维由神经元的长突起（轴突或长树突）及周围包裹的神经胶质细胞构成。

（一）有髓神经纤维

有髓神经纤维的中央为神经元的长突起，其外包裹着髓鞘。髓鞘由少突胶质细胞或施万细胞的胞膜反复包卷长突起而形成。在周围神经纤维，可见施万细胞的细胞核加较少胞质，呈鞘状包裹着髓鞘。有髓神经纤维形如藕状，髓鞘的间断处，称为郎飞结。两个郎飞结之间的一段神经纤维，称为结间体。有髓神经纤维传导速度快。

（二）无髓神经纤维（略）

五、神经末梢

（一）感觉神经末梢

1.游离神经末梢　感受冷、热、轻触和疼痛觉，分布于表皮、角膜等处。

2.触觉小体　分布于皮肤真皮乳头内,感受触觉。

3.环层小体　分布于皮下组织等处,感受压觉和振动觉。

4.肌梭　分布于骨骼肌内,感受肌的张力变化。

（二）运动神经末梢

运动神经末梢支配肌纤维的收缩和腺体的分泌,也称效应器。

测 试 题

一、单项选择题

1.下列不属于被覆上皮的特点是（　　　　）。

  A.细胞多,细胞间质少　B.细胞排列紧密　 C.分游离面和基底面　D.有血管

2.下列不属于单层上皮的是（　　　　）。

  A.内皮　 B.假复层纤毛柱状上皮

  C.变移上皮　 D.单层柱状上皮

3.下列关于单层扁平上皮的描述中,错误的是（　　　　）。

  A.又称单层鳞状上皮　 B.核偏向细胞一侧

  C.游离面光滑　 D.细胞扁薄

4.覆盖内皮的结构是（　　　　）。

  A.胸膜　 B.腹膜

  C.心包　 D.血管的内表面

5.覆盖间皮的结构是（　　　　）。

  A.心包　 B.血管的内表面

  C.淋巴管　 D.心腔面

6.分布于胃肠道腔面的上皮是（　　　　）。

  A.假复层纤毛柱状上皮　 B.单层柱状上皮

  C.单层立方上皮　 D.复层扁平上皮

7.单层柱状上皮（　　　　）。

  A.由一层棱柱状细胞组成　 B.胞核椭圆形,位于细胞中央

  C.分布于消化道和呼吸道　 D.游离面有微绒毛和纤毛

8.下列关于假复层纤毛柱状上皮的描述中,错误的是（　　　　）。

  A.柱状细胞游离面有纤毛　 B.内有杯状细胞

  C.内有梭形细胞　 D.全部细胞顶部均伸到腔面

9.假复层纤毛柱状上皮分布于（　　　　）。

  A.小肠　 B.输精管　 C.输卵管　 D.气管

10.变移上皮（　　　　）。

A.无论何时表层细胞均呈扁平状   B.细胞层数和形状可发生变化

C.厚度不变   D.表层细胞常有角化

11.复层扁平上皮分布于(　　)。

  A.小肠   B.肾小管   C.皮肤表皮   D.膀胱

12.下列关于复层扁平上皮的描述中,错误的是(　　)。

  A.以吸收功能为主

  B.表面为数层扁平细胞

  C.中间为数层多边形细胞

  D.附着于基底面的是一层立方形或低柱状细胞

13.腺上皮是指(　　)。

  A.腺体内的细胞   B.凡是有分泌功能的细胞

  C.能将物质排到细胞外的上皮   D.专门执行分泌功能的上皮

14.杯状细胞分布于(　　)。

  A.单层柱状上皮和复层扁平上皮

  B.单层立方上皮和假复层纤毛柱状上皮

  C.假复层纤毛柱状上皮和复层扁平上皮

  D.单层柱状上皮和假复层纤毛柱状上皮

15.杯状细胞(　　)。

  A.仅见于肠的黏膜上皮中   B.游离面有纤毛

  C.游离面有微绒毛   D.分泌物有润滑和保护上皮的作用

16.能释放肝素的细胞是(　　)。

  A.浆细胞   B.巨噬细胞   C.肥大细胞   D.脂肪细胞

17.下列关于巨噬细胞的说法中,错误的是(　　)。

  A.细胞形态多样,可随功能改变   B.胞质内有溶酶体、吞噬体和吞饮小泡

  C.有趋化性和强大的吞噬功能   D.能合成纤维和基质

18.肥大细胞胞质内充满(　　)。

  A.嗜酸性颗粒   B.嗜碱性颗粒   C.异物颗粒   D.嗜银颗粒

19.能产生抗体的细胞是(　　)。

  A.肥大细胞   B.浆细胞   C.巨噬细胞   D.网状细胞

20.核小而圆,染色质呈车轮状排列的细胞是(　　)。

  A.成纤维细胞   B.巨噬细胞   C.肥大细胞   D.浆细胞

21.胞质颗粒内含组胺的细胞是(　　)。

  A.成纤维细胞   B.巨噬细胞   C.肥大细胞   D.浆细胞

22.下列关于致密结缔组织的说法中,错误的是(　　)。

  A.有较强的支持连接和保护功能   B.细胞主要是成纤维细胞

  C.以粗大的排列紧密的纤维为主要成分   D.细胞和基质都比较多

23.致密结缔组织的主要细胞是(　　)。

  A.成纤维细胞   B.巨噬细胞   C.肥大细胞   D.浆细胞

24.构成造血组织和淋巴组织基本组成成分的是(　　)。
　　A.脂肪组织　　　　　　　　　　　　　B.网状组织
　　C.致密结缔组织　　　　　　　　　　　D.疏松结缔组织

25.下列关于白细胞的描述中,错误的是(　　)。
　　A.比红细胞大　　　B.呈球形　　　C.可作变形运动　　　D.核均呈圆形

26.区别3种有粒白细胞的依据是(　　)。
　　A.细胞大小　　　　　　　　　　　　　B.细胞核形态
　　C.特殊颗粒的染色性　　　　　　　　　D.特殊颗粒的数量

27.红细胞的平均寿命为(　　)。
　　A.7天　　　　　　　　B.21天　　　　　　　　C.30天　　　　　　　　D.120天

28.下列关于淋巴细胞的描述中,错误的是(　　)。
　　A.细胞大小均等　　　　　　　　　　　B.细胞圆形或椭圆形
　　C.胞质很少,天蓝色　　　　　　　　　D.胞核大而圆,染成深蓝色

29.下列关于红细胞的描述中,错误的是(　　)。
　　A.成熟红细胞无细胞核有细胞器　　　　B.胞质中充满血红蛋白
　　C.呈双凹圆盘形　　　　　　　　　　　D.运输氧和二氧化碳

30.正常成年男性血红蛋白含量为(　　)。
　　A.120~150 g/L　　　　　　　　　　　B.110~140 g/L
　　C.100~110 g/L　　　　　　　　　　　D.80~100 g/L

31.下列关于中性粒细胞的描述中,错误的是(　　)。
　　A.是数量最多的白细胞　　　　　　　　B.胞核呈弯曲杆状或分叶状
　　C.胞质含特殊颗粒和嗜天青颗粒　　　　D.抑制过敏反应,杀灭寄生虫

32.嗜酸性粒细胞(　　)。
　　A.胞质的特殊颗粒含有组胺　　　　　　B.来自骨髓巨核细胞
　　C.胞核常分3~5叶　　　　　　　　　　D.抑制过敏反应,杀灭寄生虫

33.嗜碱性粒细胞(　　)。
　　A.胞质强嗜碱性　　　　　　　　　　　B.胞核圆形或椭圆形
　　C.胞质含嗜碱性特殊颗粒　　　　　　　D.数量多

34.结构和功能相似的两种细胞是(　　)。
　　A.嗜酸性粒细胞和嗜碱性粒细胞　　　　B.中性粒细胞和浆细胞
　　C.嗜碱性粒细胞和肥大细胞　　　　　　D.中性粒细胞和嗜酸性粒细胞

35.下列关于单核细胞的描述中,错误的是(　　)。
　　A.是体积最大的血细胞　　　　　　　　B.胞质丰富,染成灰蓝色
　　C.胞核呈肾形、马蹄铁形或不规则形　　D.胞质内无颗粒

36.下列关于血小板的描述中,错误的是(　　)。
　　A.是巨核细胞脱落的胞质小块　　　　　B.参与止血和凝血
　　C.中央部有紫蓝色的血小板颗粒　　　　D.在血涂片上常单个存在

37.弹性软骨与透明软骨的主要区别在于(　　)。

A.纤维种类不同   B.纤维含量不同

C.基质成分不同   D.软骨细胞不同

38.软骨分类的依据是(　　)。

  A.纤维种类   B.纤维含量

  C.软骨细胞种类   D.纤维种类和纤维含量

39.下列关于骨质的说法中,错误的是(　　)。

  A.包括有机成分和无机成分   B.胶原纤维占有机成分的90%

  C.骨盐占干骨质量的35%   D.骨盐与胶原原纤维紧密结合

40.骨骼肌纤维有(　　)。

  A.一个椭圆形核位于肌膜下方   B.多个扁椭圆形核位于肌膜下方

  C.多个圆形核位于细胞中央   D.一个长杆状核位于细胞中央

41.骨骼肌纤维形成横纹是由于(　　)。

  A.多个细胞核横向规律排列

  B.多个线粒体横向规律排列

  C.各肌原纤维的明带和暗带都分布在同一平面

  D.横小管横向规律排列

42.肌节是指(　　)。

  A.相邻两条Z线之间的肌原纤维   B.相邻两条M线之间的肌原纤维

  C.M线与Z线之间的肌原纤维   D.暗带+明带

43.骨骼肌纤维的肌膜向肌浆内凹陷形成(　　)。

  A.肌浆网   B.终池   C.横小管   D.纵小管

44.骨骼肌纤维中只有粗肌丝而无细肌丝的是(　　)。

  A.明带   B.暗带   C.暗带+H带   D.H带

45.下列关于骨骼肌纤维的描述中,错误的是(　　)。

  A.肌原纤维由更细的肌丝构成

  B.横小管位于Z线水平

  C.肌浆网在靠近横小管处膨大形成终池

  D.横小管和两侧终池组成三联体

46.将兴奋由肌膜迅速传到骨骼肌纤维内部的结构是(　　)。

  A.肌原纤维   B.肌浆网   C.横小管   D.线粒体

47.骨骼肌纤维接受兴奋后能释放Ca^{2+}的部位是(　　)。

  A.肌浆内   B.横小管周围   C.肌浆网内   D.线粒体内

48.下列关于肌浆网的描述中,错误的是(　　)。

  A.是特化的滑面内质网   B.位于肌原纤维内

  C.两端为终池   D.终池和横小管组成三联体

49.骨骼肌纤维收缩时,肌节发生的变化是(　　)。

  A.暗带和H带变窄   B.暗带变窄

  C.明带和H带变窄   D.明带和暗带变窄

50.心肌闰盘处有(　　　)。

A.中间连结、桥粒、紧密连结　　　　B.中间连结、桥粒、缝隙连结

C.紧密连结、桥粒、缝隙连结　　　　D.缝隙连结、紧密连结

51.心肌纤维彼此连成形态和功能整体是靠(　　　)。

A.肌浆网　　　　B.闰盘　　　　C.二联体　　　　D.肌丝

52.下列关于平滑肌纤维的描述中,错误的是(　　　)。

A.细胞呈长梭形　　　　B.有一个椭圆形核位于细胞中央

C.无横纹　　　　D.收缩迅速

53.组成神经组织的是(　　　)。

A.神经胶质细胞　　　　B.神经元及少量结缔组织

C.神经元　　　　D.神经元和神经胶质细胞

54.下列关于神经元的描述中,错误的是(　　　)。

A.胞核大而圆,染色浅淡,核仁大而明显　　　　B.胞质含嗜酸性的尼氏体

C.突起分树突和轴突　　　　D.具有接受刺激和传导神经冲动的功能

55.神经元尼氏体分布在(　　　)。

A.胞体和轴突内　　　　B.树突和轴突内　　　　C.胞体和树突内　　　　D.胞体内

56.神经元尼氏体在电镜下的结构是(　　　)。

A.线粒体和粗面内质网　　　　B.粗面内质网和游离核糖体

C.粗面内质网和高尔基复合体　　　　D.滑面内质网和游离核糖体

57.周围神经有髓神经纤维形成髓鞘的细胞是(　　　)。

A.星形胶质细胞　　　　B.小胶质细胞

C.施万细胞　　　　D.少突胶质细胞

58.环层小体(　　　)。

A.分布于真皮乳头内　　　　B.感受压觉和振动觉

C.分布于表皮内　　　　D.薄层结缔组织构成被膜

59.构成神经元支架的是(　　　)。

A.神经原纤维　　　　B.粗面内质网　　　　C.滑面内质网　　　　D.线粒体

60.下列属于躯体运动神经末梢的是(　　　)。

A.环层小体　　　　B.游离神经末梢　　　　C.肌梭　　　　D.运动终板

61.下列器官或结构覆盖单层上皮的是(　　　)。

A.气管　　　　B.食管　　　　C.表皮　　　　D.膀胱

62.下列器官或结构覆盖复层上皮的是(　　　)。

A.支气管　　　　B.血管　　　　C.膀胱　　　　D.小肠

63.变移上皮(　　　)。

A.无论何时表层细胞均呈扁平状　　　　B.基底面无基膜

C.细胞的层数和形状可发生改变　　　　D.内有杯状细胞

64.纤毛(　　　)。

A.光镜下不能看到　　　　B.与微绒毛的粗细、长度相同

C.与吸收功能有关　　　　　　　　　　D.能进行单方向的节律性摆动

65.在细胞间进行物质和信息交流的细胞连接主要是（　　）。

　　A.中间连接　　　　　B.桥粒　　　　　C.缝隙连接　　　　　D.紧密连接

66.下列属于固有结缔组织的是（　　）。

　　A.血液　　　　　　　B.疏松结缔组织　　C.软骨组织　　　　　D.骨组织

67.疏松结缔组织（　　）。

　　A.又称蜂窝组织　　　B.细胞具有极性　　C.纤维分为5种　　　D.细胞种类单一

68.浆细胞（　　）。

　　A.合成和分泌抗体　　　　　　　　　　B.由 T 细胞分化而来

　　C.胞质具有嗜酸性　　　　　　　　　　D.能合成纤维和基质

69.下列关于巨噬细胞的叙述中,错误的是（　　）。

　　A.有强大的吞噬功能　　　　　　　　　B.来源于巨核细胞

　　C.参与免疫应答　　　　　　　　　　　D.胞质内有溶酶体

70.下列关于胶原纤维的叙述中,错误的是（　　）。

　　A.HE 染色标本中呈浅红色　　　　　　B.新鲜时呈白色

　　C.韧性比较大,抗拉力强　　　　　　　D.有较强的弹性

71.下列关于骨细胞的叙述中,错误的是（　　）。

　　A.扁椭圆形,有突起　　　　　　　　　B.仅仅位于骨板内部

　　C.胞体位于骨陷窝内　　　　　　　　　D.突起伸入骨小管内

72.下列关于单核细胞的叙述中,错误的是（　　）。

　　A.是血液中体积最大的白细胞　　　　　B.胞质丰富,染成灰蓝色

　　C.进入其他组织分化为巨噬细胞等　　　D.胞质内有特殊染色颗粒

73.下列关于淋巴细胞的叙述中,正确的是（　　）。

　　A.细胞大小一致　　　　　　　　　　　B.细胞形态不规则,有突起

　　C.胞质多,天蓝色　　　　　　　　　　D.细胞核大而圆,呈深蓝色

74.血小板（　　）。

　　A.大小与红细胞相近　　　　　　　　　B.呈双凹圆盘形

　　C.胞质内无颗粒　　　　　　　　　　　D.参与止血和凝血

75.成熟红细胞（　　）。

　　A.有细胞核　　　　　B.有细胞器　　　　C.胞质充满血红蛋白　D.呈双凸圆盘形

76.嗜碱性粒细胞不含有（　　）。

　　A.肝素　　　　　　　B.白三烯　　　　　C.组胺　　　　　　　D.溶菌酶

77.下列关于肌组织的叙述中,正确的是（　　）。

　　A.仅仅由肌细胞构成　　　　　　　　　B.肌细胞细而长,又称肌纤维

　　C.骨骼肌属于不随意肌　　　　　　　　D.心肌和平滑肌属于随意肌

78.下列关于骨骼肌细胞的描述中,正确的是（　　）。

　　A.细胞呈长梭形　　　　　　　　　　　B.细胞呈短圆柱形

　　C.细胞核扁椭圆形　　　　　　　　　　D.细胞核居细胞中央

79.与骨骼肌比较,心肌纤维的特点是( )。

A.三联体较多　　　　　B.横小管位于 M 线　　C.肌浆网发达　　　　　D.肌原纤维不明显

80.下列关于心肌细胞的叙述中,正确的是( )。

A.呈长圆柱状　　　　　B.有闰盘　　　　　　　C.只有 1 个细胞核　　　D.横纹最明显

81.下列关于平滑肌细胞的叙述中,正确的是( )。

A.呈长梭形　　　　　　B.横纹明显　　　　　　C.肌原纤维明显　　　　D.有多个细胞核

82.神经元( )。

A.胞体均呈圆形　　　　B.突起长短不一　　　　C.只有一个树突　　　　D.有多个轴突

83.下列关于突触的叙述中,错误的是( )。

A.是神经元与肌细胞之间的细胞连接　　　　　B.是神经元与胶质细胞之间的细胞连接

C.是神经元与神经元之间的细胞连接　　　　　D.是神经元与效应细胞之间的细胞连接

84.构成化学突触的是( )。

A.突触前成分、突触间隙、突触后成分　　　　B.突触前成分、缝隙连接、突触后成分

C.突触前成分、缝隙连接、突触间隙　　　　　D.突触间隙、缝隙连接、突触后成分

二、判断题

1.假复层纤毛柱状上皮的每个细胞都附着在基膜上。　　　　　　　　　　　　　　　　( )

2.复层扁平上皮的基底细胞具有旺盛的分裂繁殖能力,不断补充衰老死亡和损伤脱落的细胞。　　　　　　　　　　　　　　　　　　　　　　　　　　　　　　　　　　　　　( )

3.变移上皮细胞的层数和形状可随器官功能状态发生改变。　　　　　　　　　　　　( )

4.只有被覆上皮组织有细胞连接。　　　　　　　　　　　　　　　　　　　　　　　( )

5.微绒毛和纤毛都是细胞膜和细胞质共同形成的指状突起,长度和功能相同。　　　　( )

6.腺上皮是指能将物质排到细胞外的上皮。　　　　　　　　　　　　　　　　　　　( )

7.疏松结缔组织的细胞有极性。　　　　　　　　　　　　　　　　　　　　　　　　( )

8.巨噬细胞是由血液内的单核细胞穿出血管后分化而成的。　　　　　　　　　　　　( )

9.巨噬细胞有强大的吞噬功能,参与免疫应答。　　　　　　　　　　　　　　　　　( )

10.淋巴细胞在抗原的反复刺激下增殖、分化,进而转变为肥大细胞。　　　　　　　　( )

11.肥大细胞合成和分泌抗体。　　　　　　　　　　　　　　　　　　　　　　　　　( )

12.弹性软骨与透明软骨的主要区别在于纤维种类不同。　　　　　　　　　　　　　　( )

13.软骨分类的依据是纤维种类和纤维含量的不同。　　　　　　　　　　　　　　　　( )

14.中性粒细胞核分叶越多,表明细胞功能越强。　　　　　　　　　　　　　　　　　( )

15.血小板参与止血和凝血过程。　　　　　　　　　　　　　　　　　　　　　　　　( )

16.软骨周边部为幼稚的软骨细胞,中央部为成熟的软骨细胞。　　　　　　　　　　　( )

17.同一骨板内的纤维互相垂直,相邻骨板间的纤维平行排列。　　　　　　　　　　　( )

18.肌纤维即肌细胞。　　　　　　　　　　　　　　　　　　　　　　　　　　　　　( )

19.骨骼肌是随意肌,心肌和平滑肌是不随意肌。　　　　　　　　　　　　　　　　　( )

20.肌浆网是肌细胞内特化的滑面内质网。　　　　　　　　　　　　　　　　　　　　( )

21.肌组织由大量肌细胞和少量细胞外基质构成。　　　　　　　　　　　　　　　　　( )

22.将兴奋由肌膜传到骨骼肌纤维内部的结构是肌浆网。　　　　　　　　　　　　　　( )

23.各肌原纤维的明带和暗带都整齐地分布在同一平面上,形成横纹。 （　　　）

24.组成神经组织的是神经元及少量结缔组织。 （　　　）

25.神经元是神经系统形态和功能的基本单位。 （　　　）

26.神经元尼氏体在电镜下的结构是线粒体和粗面内质网。 （　　　）

27.突触是神经元与神经胶质细胞之间的细胞连接。 （　　　）

28.神经纤维即神经细胞。 （　　　）

29.周围神经系统的无髓神经纤维,一个施万细胞可不完整地包裹多条轴突。 （　　　）

30.周围神经有髓神经纤维形成髓鞘的细胞是施万细胞。 （　　　）

三、填空题

1.上皮朝向体表或腔面的一面,称为_____;借基膜与深部结缔组织相连接的一面,称为_____。

2.衬于心血管和淋巴管腔面的单层扁平上皮,称为_____;覆盖于胸膜、腹膜和心包膜表面的单层扁平上皮,称为_____。

3.内分泌腺的特点是无_____。其腺细胞的分泌物称为_____。

4.外分泌腺由_____和_____两部分组成。分布于消化道和呼吸道的一些腺可分为_____、_____和_____3种。

5.固有结缔组织包括_____、_____、_____及_____。

6.疏松结缔组织中的纤维有3种,即_____、_____和_____。

7.成纤维细胞能合成_____和_____,浆细胞能合成_____,脂肪细胞能合成_____。

8.白细胞根据胞质内有无_____,分为粒细胞和无粒细胞。粒细胞根据其特殊颗粒的染色性分为_____、_____和_____3种。无粒细胞又分为_____和_____两种。

9.正常人白细胞的数量为_____。其中,中性粒细胞占_____,嗜酸性粒细胞占_____,嗜碱性粒细胞占_____,淋巴细胞占_____,单核细胞占_____。

10.血细胞中的_____与肥大细胞功能相似,也能合成和分泌_____、_____和_____。

11.血小板是从骨髓_____脱落下来的胞质小块,参与_____过程。

12.软骨的分类是根据所含的纤维的_____和_____不同。

13.骨密质的骨板排列有3种形式,即_____、_____和_____。

14.骨质的有机成分主要为_____,无机成分主要为_____。

15.肌细胞呈_____状,故称_____;肌细胞质又称_____。

16.骨骼肌细胞呈_____状,细胞核呈_____状,紧贴于_____。

17.心肌细胞呈_____状,有_____个核,位于_____。相邻心肌细胞间的连接装置,称为_____。

18.平滑肌细胞呈_____形,有_____个细胞核,位于_____。

19.骨骼肌纤维的横纹由明带和暗带交错排列而成,在暗带的中部有一色浅的窄带,称为

_____带。该带中央有一色深的_____线；明带中央也有一色深的_____线。每个肌节由_____组成。

20.神经组织主要由_____和_____组成。

21.神经元的结构主要包括_____、_____和_____3部分。其中，_____是功能活动的中心。

22.电镜下尼氏体由_____和_____构成。

23.根据突起的多少,神经元可分为_____、_____和_____3种。

24.根据功能不同,神经元可分为_____、_____和_____3种。

25.突触的结构可分为_____、_____和_____3部分。

26.神经纤维是由神经元的_____及其周围包裹的_____组成的。

27.神经纤维根据有无髓鞘分为_____神经纤维和_____神经纤维。前者传导神经冲动的速度比后者_____。

28.神经末梢根据功能不同,可分为_____和_____两类。

29.感觉神经末梢主要有_____、_____、_____及_____。

四、名词解释题

1.内皮　2.间皮　3.微绒毛　4.纤毛　5.组织液　6.成纤维细胞　7.巨噬细胞　8.中性粒细胞　9.骨单位　10.肌节　11.闰盘　12.尼氏体　13.突触　14.神经纤维

五、简答题

1.试述肥大细胞的形态结构特点。

2.试述疏松结缔组织细胞外基质的组成成分。

3.试述血液的组成成分及各组成成分的正常值。

4.试述红细胞的形态结构特点和功能。

5.试述3种粒细胞的形态结构特点和功能。

6.试述骨骼肌纤维的光镜结构。

7.试述多极神经元的结构。

8.试述突触的结构和功能。

9.试述有髓神经纤维的结构。

第四章

运动系统

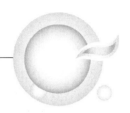

内容提要

运动系统组成：

$$运动系统\begin{cases}骨 & 杠杆 \\ 骨连结 & 枢纽 \\ 骨骼肌 & 动力\end{cases}\Big\} 骨骼$$

运动系统功能：运动系统起支持、保护和运动的作用。

体表标志：在人体表面，常有骨或骨骼肌的某些部分形成隆起或凹陷，可看到或摸到，称为体表标志。

第一节　骨和骨连结

一、概述

（一）骨

成人共有 206 块骨。

1.分类

骨按部位分为：躯干骨、颅骨、四肢骨。

骨按形态分为：长骨，呈管状，有骨髓腔，两端膨大为骺，中部为骨干，位于四肢；短骨，呈立方形，位于腕部和踝部；扁骨，呈板状，围成颅腔、胸腔和盆腔壁；不规则骨，呈不规则形状，位于颅底、躯干。

2.构造

（1）骨质

骨密质　位于骨表层和骨干，由紧密排列的骨板构成，致密坚实。

骨松质　位于骨内部，由大量片状或针状相互交织排列的骨小梁构成，呈海绵状。

（2）骨膜　由致密结缔组织构成，覆盖于除关节面以外的骨表面，含丰富的血管、神经、成骨细胞及破骨细胞，有营养、生长和修复作用。

（3）骨髓　充填于髓腔和骨松质的间隙内。

红骨髓:有造血功能,含不同发育阶段的血细胞。

黄骨髓:脂肪组织,无造血功能。

髂骨、胸骨和椎骨的红骨髓终生保存,可做骨髓穿刺。

3.化学成分和物理特性 成人骨含有70%的无机质和30%的有机质,有机质主要是胶原纤维,使骨具有韧性和弹性;无机质主要是骨盐,使骨具有硬度。

幼儿骨有机质含量多,骨韧性大而硬度小,不易发生骨折,但容易变形;老年人的骨有机质含量少,无机质含量多,骨脆性大,容易发生骨折。

(二)骨连结

骨连结分直接连结和间接连结。

1.直接连结 是骨与骨之间借纤维结缔组织、软骨或骨组织直接连结而成。

2.间接连结 又称关节,有间隙,活动性大。

(1)关节的基本结构 包括关节面、关节囊和关节腔。

关节面:是构成关节的各骨之间的接触面。关节面上覆盖一层光滑的关节软骨,有减少摩擦、缓冲外力的作用。

关节囊:是附着于关节周围的结缔组织囊。关节囊分两层:外层称为纤维膜,厚而坚韧;内层称为滑膜,薄而柔软,表面光滑,贴于纤维膜的内面,分泌滑液,有营养和润滑作用。

关节腔:是关节囊滑膜和关节软骨共同围成的潜在性腔隙。腔内为负压,有少量滑液。

关节的辅助结构:

韧带:由致密结缔组织构成的条索状结构,增强关节稳固性和限制关节运动。

关节盘:是位于两关节面之间的纤维软骨板,使构成关节的关节面彼此适应,增加关节的稳固性和运动形式。膝关节内的关节盘称为半月板。

(2)关节的运动 主要有屈和伸、内收和外展、旋转和环转。

二、躯干骨及其连结

躯干骨包括椎骨、胸骨和肋。躯干骨和躯干骨的连结一起构成了脊柱和胸廓。

(一)脊柱

1.组成 由24块椎骨、1块骶骨、1块尾骨及其骨连结构成。

2.椎骨 幼年为颈椎7块,胸椎12块,腰椎5块,骶椎5块,尾椎4块。成年后5块骶椎融合成1块骶骨,4块尾椎融合成1块尾骨。

(1)椎骨的一般形态

1个椎体 位于椎骨的前部 呈短圆柱状

1个椎弓 位于椎骨的后部 呈半环形 { 椎弓根 较窄细 参与形成椎间孔
椎弓板 较宽阔 }

1个椎孔 由椎体和椎弓围成 全部椎孔连成椎管

7个突起 { 上关节突 一对
下关节突 一对
横突 一对
棘突 一个 }

（2）各部椎骨的特点（略）

3.椎骨的连结　椎骨之间借椎间盘、韧带和关节相连。

（1）椎间盘　是相邻两个椎体间的纤维软骨盘，分两部：

{ 髓核　位于中央，是富有弹性的胶状物

{ 纤维环　为多层纤维软骨环，围绕髓核呈同心圆排列，坚韧而有弹性

（2）韧带　有三长两短。

三长 { 前纵韧带　位于椎体和椎间盘的前面，防止脊柱过度后伸
{ 后纵韧带　位于椎体和椎间盘的后面，限制脊柱过度前屈
{ 棘上韧带　位于各棘突的尖端，限制脊柱过度前屈

两短 { 黄韧带　位于相邻椎骨的椎弓板之间
{ 棘间韧带　位于相邻椎骨的棘突之间

（3）关节　连结椎骨的关节有关节突关节、寰枕关节、寰枢关节。

4.脊柱的整体观

前面观　椎体自上而下逐渐增大，骶骨以下又渐次缩小。

后面观　棘突在背部正中排列成一条纵嵴，颈椎棘突短而分叉，走行水平；胸椎棘突长，斜向后下方；腰椎棘突呈板状，水平伸向后方，棘突间距大。

侧面观　有 4 个生理性弯曲，颈曲和腰曲凸向前，胸曲和骶曲凸向后。

5.脊柱的功能　支持体重、保护脊髓和内脏、参与运动。

脊柱的运动　可作屈、伸、侧屈、旋转和环转运动。

（二）胸廓

1.胸廓的组成　由 12 块胸椎、12 对肋、1 块胸骨及其骨连结构成。

2.胸骨　分胸骨柄、胸骨体和剑突。胸骨柄和胸骨体的连结处向前微突，称为胸骨角，易在体表摸到，与第 2 肋平对，是计数肋序数的重要标志。

3.肋　由肋骨和肋软骨构成。肋骨分一体两端，肋体内面近下缘处有肋沟。

4.肋的连结

{ 后端　与椎骨构成肋椎关节

{ 前端 { 第 1 肋　软骨连结
{ 第 2—7 肋　胸肋关节
{ 第 8—10 肋　借肋软骨依次连于上位肋软骨下缘，并与第 7 肋软骨一起形成肋弓
{ 第 11,12 肋　浮肋

5.胸廓的形态　为前后略扁的圆锥形结构。

上口：小，由第 1 胸椎、第 1 对肋和胸骨柄上缘围成。

下口：大，由第 12 胸椎、第 12 对肋、第 11 对肋、两侧肋弓和剑突围成。

6.功能　容纳保护胸腔脏器，参与呼吸运动。

三、颅骨及其连结

（一）颅的组成

$$\text{脑颅 } 8 \text{ 块} \begin{cases} \text{成对 } & \text{颞骨、顶骨} \\ \text{不成对 } & \text{额骨、筛骨、蝶骨、枕骨} \end{cases}$$

$$\text{面颅 } 15 \text{ 块} \begin{cases} \text{成对 } & \text{鼻骨、泪骨、颧骨、腭骨、上颌骨、下鼻甲骨} \\ \text{不成对 } & \text{犁骨、舌骨、下颌骨} \end{cases}$$

（二）下颌骨、舌骨和颞骨（略）

（三）颅的整体观

1.颅顶面

有 3 条缝：冠状缝、矢状缝、人字缝。

新生儿颅囟：主要有前囟和后囟。

2.颅底内面

$$\begin{cases} \text{颅前窝} & \text{主要有筛板、筛孔} \\ \text{颅中窝} & \text{主要有垂体窝、视神经管、眶上裂、圆孔、卵圆孔、棘孔} \\ \text{颅后窝} & \text{主要有枕骨大孔、舌下神经管、枕内隆凸、横窦沟、乙状窦沟、颈静脉孔、内耳门、} \\ & \text{内耳道} \end{cases}$$

3.颅底外面

$$\begin{cases} \text{前部} & \text{主要有骨腭、牙槽弓、牙槽、鼻后孔} \\ \text{后部} & \text{主要有枕骨大孔、枕外隆突、枕髁、颈静脉孔、颈动脉管外口、茎突、乳突、茎乳孔、} \\ & \text{下颌窝、关节结节} \end{cases}$$

4.颅侧面　主要有外耳门、颧弓、颞窝、翼点。

5.颅前面　主要有一对容纳视器的眶和一个骨性鼻腔。

（1）眶　为四棱锥体形空腔。

尖朝向后内：经视神经管通颅中窝。

底朝向前外：有 4 缘,眶上缘的内、中 1/3 交界处有眶上切迹或眶上孔;眶下缘的中点下方有眶下孔。

有 4 壁：外侧壁与上壁交界处后份有眶上裂,下壁与外侧壁交界处后份有眶下裂,上壁前外侧部有泪腺窝,内侧壁的前下部有泪囊窝。泪囊窝向下经鼻泪管与鼻腔相通。

（2）骨性鼻腔　前口为梨状孔;后口为鼻后孔;上壁为筛板;下壁为骨腭;外侧壁上有 3 个卷曲向下的突起,由上向下依次为上鼻甲、中鼻甲和下鼻甲。各鼻甲下方的通道,分别称为上鼻道、中鼻道和下鼻道。上鼻甲后端的浅窝称蝶筛隐窝。

（3）鼻旁窦　为额窦、筛窦、蝶窦、上颌窦。

（四）颅骨的连结

1.直接连结

2.颞下颌关节

组成：颞下颌关节由下颌骨的髁突与颞骨的下颌窝和关节结节组成。

特点：关节囊松弛,关节腔内有关节盘。

运动：两侧关节必须同时运动,使下颌骨前移、后退、上提、下降和侧方运动。

四、四肢骨及其连结

上肢骨纤细轻巧,骨连结灵活;下肢骨粗壮结实,骨连结稳固。

(一)上肢骨及其连结

1.上肢骨　每侧共32块。

(1)上肢带骨

锁骨:锁骨内侧端钝圆,称为胸骨端;外侧端扁平,称为肩峰端。

肩胛骨:主要有两面、三缘、三角、肩胛下窝、肩胛冈、肩峰、关节盂、喙突。

(2)自由上肢骨

肱骨:主要有肱骨头、大结节、小结节、外科颈、三角肌粗隆、桡神经沟、肱骨小头、肱骨滑车、内上髁、外上髁、尺神经沟。

前臂骨:包括桡骨和尺骨,桡骨在外侧,尺骨在内侧。

$\left\{\begin{array}{l}\text{桡骨:主要有桡骨头、尺切迹、茎突}\\\text{尺骨:主要有鹰嘴、冠突、滑车切迹、桡切迹、尺骨头、尺骨茎突}\end{array}\right.$

$\text{手}\left\{\begin{array}{l}\text{腕骨　8 块　近侧列　手舟骨、月骨、三角骨、豌豆骨}\\\qquad\qquad\qquad\text{远侧列　大多角骨、小多角骨、头状骨、钩骨}\\\text{掌骨　5 块}\\\text{指骨　14 块}\end{array}\right.$

2.上肢骨的连结

(1)肩关节

组成:肩关节由肩胛骨的关节盂和肱骨头组成。

结构特点:

①肱骨头大而圆,关节盂小而浅,两者面积差别大。

②关节囊薄而松弛,囊内有肱二头肌长头腱通过。

③关节腔宽大。

④关节囊的前壁、上壁和后壁有韧带、肌肉和肌腱加强,下壁比较薄弱,是脱位常见的部位。

运动:肩关节可作屈、伸、内收、外展、旋内、旋外、环转运动。

(2)肘关节

组成:肘关节由肱骨下端和桡、尺骨的上端组成。

结构特点:

①关节囊内有3个关节,即肱尺关节、肱桡关节、桡尺近侧关节。

②关节囊前、后壁薄而松弛,两侧壁厚而紧张,并有韧带加强。

③关节囊下部有桡骨环状韧带。

运动:肘关节可作屈、伸运动。

(3)前臂骨连结　桡尺近侧关节、桡尺远侧关节、前臂骨间膜三者联合运动使前臂作旋前和旋后运动。

(4)手关节　包括桡腕关节、腕骨间关节、腕掌关节、掌指关节、指骨间关节。

（二）下肢骨及其连结

1.下肢骨　共31块。

（1）下肢带骨

髋骨：髂骨在上方，耻骨在前下方，坐骨在后下方。

（2）自由下肢骨

大腿骨：包括股骨和髌骨。

小腿骨：内侧为胫骨，外侧为腓骨。

足骨：包括7块跗骨、5块跖骨、14块趾骨。

2.下肢骨的连结

1）骨盆的连结

（1）骶髂关节　由髋骨和骶骨的耳状面组成。关节面对合紧密，关节腔狭窄，关节囊厚而坚韧并有韧带加强，故关节稳固，运动幅度小。

（2）韧带　骶结节韧带连于骶骨、尾骨与坐骨结节之间，骶棘韧带连于骶骨、尾骨与坐骨棘之间。两条韧带与坐骨大、小切迹围成坐骨大孔和坐骨小孔，有血管、神经通过。

（3）耻骨联合　由两侧的耻骨联合面借纤维软骨连结而成。

（4）骨盆

组成：骨盆由骶骨、尾骨、两块髋骨及骨连结构成。

分部：$\begin{cases}大骨盆 & 界线以上 \\ 小骨盆 & 上口为界线，下口由尾骨、骶结节韧带、坐骨结节、坐骨支、耻骨下支和耻骨联合下缘围成\end{cases}$

界线：自后向前由骶骨岬、弓状线、耻骨梳和耻骨联合上缘围成。

骨盆腔：小骨盆的内腔。

男、女性骨盆差异（略）。

2）髋关节

组成：髋关节由髋臼和股骨头组成。

特点：

（1）股骨头大，髋臼窝深。

（2）关节囊厚而坚韧，包裹股骨颈（后面外侧1/3除外）。

（3）关节囊周围有韧带加强，髂股韧带最强大。

（4）关节囊内有股骨头韧带，内有营养股骨头的血管。

（5）关节腔狭小。

运动：髋关节可作屈、伸、内收、外展、旋转和环转运动。

3）膝关节

组成：膝关节由股骨下端、胫骨上端和髌骨组成。

特点：

（1）关节囊薄而松弛。

（2）关节腔宽大。

（3）有韧带加强，前方有股四头肌腱及髌韧带，两侧有胫侧副韧带和腓侧副韧带，囊内有前、后交叉韧带。

（4）关节囊内有半月板,使关节面彼此更为适应,增强了关节的稳固性和灵活性。

运动:膝关节可做屈、伸运动。

4）距小腿关节

组成:距小腿关节由胫骨、腓骨的下端和距骨构成。

特点:关节囊前、后壁薄而松弛,两侧壁有韧带加强。内侧韧带较强大,外侧的韧带较薄弱。

运动:距小腿关节可做背屈(伸)、跖屈(屈)运动,还参与内翻和外翻运动。

5）足弓(略)

四肢骨主要的骨性标志:肩胛骨下角、桡骨茎突、髂嵴、髂前上棘、耻骨结节、坐骨结节、股骨大转子。

第二节　骨骼肌

一、概述

骨骼肌有 600 多块。

（一）肌的形态和构造

1.骨骼肌的形态　分长肌、短肌、扁肌和轮匝肌。

2.肌的构造

肌腹　由肌肉组织构成,位于肌的中部,呈红色,有收缩功能
肌腱　由致密结缔组织构成,位于肌的两端并附着于骨,呈白色,无收缩功能

扁肌的肌腱呈薄膜状,称为腱膜。

（二）肌的起止

靠近身体正中矢状面或四肢近侧端的附着点,称为起点;反之,称为止点。

（三）肌的配布——拮抗安排

关节周围有屈肌,就有伸肌;有内收肌,就有外展肌;有旋内肌,就有旋外肌,这些作用相反,但又互相依存、互相协调、互相配合的肌,互称拮抗肌。

（四）肌的辅助结构

1.筋膜

浅筋膜　位于皮肤的深面,由疏松结缔组织组成,内含脂肪等
深筋膜　位于浅筋膜深面,由致密结缔组织组成,呈鞘状包裹肌、肌群以及血管和神经,保护和约束肌

2.滑膜囊　为扁平、壁薄、封闭的结缔组织囊,内含少量滑液。滑膜囊多位于肌腱与骨面之间,可减少两者之间的摩擦。

3.腱鞘

纤维层　在外面,厚而坚韧
滑膜层　在内面,薄而光滑。滑膜层又分脏、壁两层

二、头肌

（一）面肌

位于面部和颅顶,收缩时可牵引皮肤做出表情,又称表情肌。

颅顶的面肌主要是宽扁的枕额肌。它有2个肌腹,分别位于枕部和额部皮下,两肌腹中间以帽状腱膜相连。

面部的面肌有环状和辐射状2种,分布于眼裂、口裂和鼻孔的周围。环状肌有眼轮匝肌和口轮匝肌。

（二）咀嚼肌

咀嚼肌主要有咬肌和颞肌。咬肌起于颧弓,止于下颌角外面上方。颞肌起于颞窝,止于冠突。两肌收缩时都可上提下颌骨。

三、颈肌

颈肌主要有胸锁乳突肌、舌骨上肌群和舌骨下肌群。

1.胸锁乳突肌　起自胸骨柄和锁骨的胸骨端,止于乳突。

作用:一侧收缩,头向同侧倾斜,脸转向对侧;两侧收缩,头向后仰。

2.舌骨上肌群　位于舌骨和下颌骨之间,共8块,收缩时上提舌骨,下拉下颌骨。

3.舌骨下肌群　位于颈前部,共8块,收缩时下降舌骨,也可使喉上升、下降,协助吞咽。

四、躯干肌

躯干肌包括背肌、胸肌、膈肌、腹肌及会阴肌。

（一）背肌

1.浅群

（1）斜方肌　一侧为三角形,两侧合成斜方形。上部肌束上提肩胛骨;下部肌束下拉肩胛骨;两侧同时收缩,使头后仰。

（2）背阔肌　使肱骨内收、旋内和伸。上肢上举固定时,可上提躯干。

2.深群　主要有竖脊肌,使脊柱后伸和仰头。

（二）胸肌

1.胸大肌　使肩关节内收、旋内和屈;当上肢上举固定时,可上提躯干。

2.前锯肌　协助臂上举。

3.肋间肌　位于肋间隙。

肋间外肌:肌束行向前下方,提肋助吸气。

肋间内肌:肌束行向前上方,降肋助呼气。

（三）膈肌

膈肌是分隔胸、腹腔的扁肌,其周围为肌性部分,附于胸廓下口周围;膈肌的中央为腱膜,称为中心腱。

膈肌的3个裂孔:主动脉裂孔、食管裂孔、腔静脉孔。

作用:膈肌收缩时,膨隆部下降,胸腔容积扩大,助吸气;舒张时,膈肌的膨隆部上升,胸腔容积缩小,助呼气。膈肌与腹肌同时收缩时,可使腹压增加,协助排便、咳嗽、呕吐、分娩等。

（四）腹肌

腹肌位于胸廓与骨盆之间,包括腹前外侧壁的腹外斜肌、腹内斜肌、腹横肌和腹直肌,以及腹后壁的腰方肌。

1.腹外斜肌　位于腹前外侧壁的浅层。肌束由后上斜向前下,在腹直肌外侧缘移行为腱膜,跨腹直肌前面,终于白线。腱膜的下缘增厚,连于髂前上棘与耻骨结节之间,称腹股沟韧带。在耻骨结节外上方,腱膜形成一个三角形的腹股沟管浅环。

2.腹内斜肌　位于腹外斜肌深面。肌束从后向前呈扇形展开,在腹直肌外侧缘移行为腱膜。腱膜从前、后包绕腹直肌,终于白线。

3.腹横肌　位于腹内斜肌深面,肌束向前内横行,在腹直肌外侧缘移行为腱膜,经腹直肌后面,终于白线。

4.腹直肌　位于前正中线两侧的腹直肌鞘内,起于耻骨,止于剑突和5~7肋软骨前面,全长有3~4条横行的腱划。

5.腰方肌　位于腹后壁,脊柱两侧。

腹肌作用:保护腹腔内脏,增加腹压,使脊柱前屈、侧屈和旋转。

(五)会阴肌

会阴肌是封闭小骨盆下口的肌肉,有肛提肌、会阴深横肌和尿道括约肌等。

尿生殖膈　由会阴深横肌、尿道括约肌及表面覆盖的深筋膜构成,封闭小骨盆下口的前部,男性有尿道通过,女性有尿道和阴道通过。

盆膈　由肛提肌及表面覆盖的深筋膜构成,封闭小骨盆下口的后部,有直肠通过。

(六)腹前外侧壁的局部结构

1.白线(略)

2.腹直肌鞘(略)

3.腹股沟管　位于腹股沟韧带内侧半的上方,长4~5 cm。内口为腹股沟管深环,在腹股沟韧带中点上方1.5 cm处;外口为腹股沟管浅环。腹股沟管男性有精索通过,女性有子宫圆韧带通过。

五、四肢肌

四肢肌分上肢肌和下肢肌。上肢肌细小,适合进行精细活动。下肢肌粗大,适合行走和支撑体重。

(一)上肢肌

1.肩肌　主要有三角肌,使肩关节外展。三角肌是常用的肌内注射部位。

2.臂肌　分前后两群。

(1)前群　主要有肱二头肌。肱二头肌有屈肩、屈肘、使前臂旋后的作用。

(2)后群　主要有肱三头肌。肱三头肌有伸肩、伸肘的作用。

3.前臂肌　前群主要是屈肌和旋前肌,后群主要是伸肌和旋后肌。肌的名称与肌的作用基本一致。

(1)前群　共9块,浅层6块,由外向内依次为肱桡肌、旋前圆肌、桡侧腕屈肌、掌长肌、指浅屈肌及尺侧腕屈肌。深层3块,有拇长屈肌、指深屈肌和旋前方肌。

(2)后群　共10块,浅层5块,由外向内依次为桡侧腕长伸肌、桡侧腕短伸肌、指伸肌、小指伸肌、尺侧腕伸肌。深层5块,从外上向内下依次为旋后肌、拇长展肌、拇短伸肌、拇长伸肌、示指伸肌。

4.手肌 分3群,外侧群称鱼际,使拇指内收、外展、屈和作对掌运动。内侧群称为小鱼际,使小指屈和外展。中间群包括骨间肌和蚓状肌,屈掌指关节和伸指间关节,并使2,3,4等手指做内收和外展等运动。

(二)下肢肌

1.髋肌 分前后两群。

(1)前群 主要有髂腰肌。髂腰肌使髋关节屈和旋外。

(2)后群 主要有臀大肌、臀中肌、臀小肌和梨状肌等。

臀大肌:起自髋骨和骶骨后面,肌束斜向外下方,止于股骨上部的后面,作用是使大腿伸和旋外。臀大肌位置表浅,肌质肥厚,是常用的肌内注射部位。

梨状肌:使髋关节旋外。

2.大腿肌 分前群、内侧群和后群。

(1)前群 为缝匠肌和股四头肌。

缝匠肌:作用是屈髋关节和膝关节。

股四头肌:上方有4个头,分别起于髂骨和股骨,肌束向下移行为肌腱,肌腱从前面和两侧包绕髌骨,止于胫骨粗隆。髌骨以下的股四头肌肌腱称髌韧带。股四头肌的作用是伸膝关节和屈髋关节。

(2)内侧群 有长收肌和大收肌。它们的作用是使髋关节内收。

(3)后群 为股二头肌、半腱肌、半膜肌。后群肌的作用是伸髋关节和屈膝关节。

3.小腿肌 分前群、外侧群和后群。

(1)前群 有胫骨前肌、趾长伸肌和拇长伸肌。它们的作用是伸踝关节(背屈)、伸趾、伸拇趾和使足内翻。

(2)外侧群 有腓骨长肌和腓骨短肌。它们的作用是屈踝关节(跖屈)和使足外翻。

(3)后群 浅层为小腿三头肌,由腓肠肌和比目鱼肌合成,肌腹膨大,肌束向下形成一条强大的跟腱,止于跟骨,作用是使踝关节跖屈;深层有胫骨后肌、趾长屈肌和拇长屈肌,作用是屈距小腿关节、屈趾和使足内翻。

4.足肌 位于足底,有屈趾间关节和维持足弓的作用。

测 试 题

一、单项选择题

1.下列属于长骨的是( )。

  A.股骨   B.肋骨   C.胸骨   D.椎骨

2.下列属于扁骨的是( )。

  A.椎骨   B.肋骨   C.肱骨   D.股骨

3.下列关于骨构造的说法中,错误的是( )。

A.红骨髓有造血功能　　　　　　　　　　B.髂骨、胸骨、椎骨终生保存红骨髓

C.骨松质位于骨的内部　　　　　　　　　D.骨髓全部位于髓腔

4.下列关于骨构造的叙述中,正确的是(　　　)。

A.骨松质位于骨表面

B.骨膜覆盖整块骨表面

C.骨膜含丰富的血管、神经、成骨细胞和破骨细胞

D.骨密质位于骨的内部

5.骨膜(　　　)。

A.无血管、神经和成骨细胞　　　　　　　B.有营养、生长和修复功能

C.覆盖在整块骨表面　　　　　　　　　　D.由疏松结缔组织构成

6.下列关于关节基本结构的说法中,错误的是(　　　)。

A.关节腔内有少量滑液　　　　　　　　　B.关节软骨可减少摩擦、缓冲外力

C.关节囊外层的纤维膜厚而坚韧　　　　　D.关节腔由关节囊的滑膜层围成

7.下列关于关节基本结构的说法中,错误的是(　　　)。

A.关节面有关节软骨覆盖　　　　　　　　B.关节软骨可减少摩擦、缓冲外力

C.关节腔内为负压　　　　　　　　　　　D.关节腔由关节囊的纤维膜围成

8.关节的基本结构不包括(　　　)。

A.关节面　　　　　　B.关节软骨　　　　C.关节囊　　　　　　D.关节腔

9.下列关于关节基本结构的叙述中,正确的是(　　　)。

A.关节面有骨膜覆盖　　　　　　　　　　B.关节囊外层的纤维膜较薄

C.关节腔由关节囊的滑膜层围成　　　　　D.关节面上有光滑的关节软骨

10.下列不属于躯干骨的是(　　　)。

A.椎骨　　　　　　　B.胸骨　　　　　　C.肋　　　　　　　　D.髋骨

11.下列关于椎骨的叙述中,正确的是(　　　)。

A.前面的短圆柱状部为椎体　　　　　　　B.椎弓发出 5 个突起

C.相邻的椎弓根围成椎孔　　　　　　　　D.椎体和椎弓围成椎管

12.围成椎孔的是(　　　)。

A.上下相邻的椎弓根　　　　　　　　　　B.椎体和椎弓

C.上下相邻的棘突　　　　　　　　　　　D.椎弓根和椎弓板

13.颈椎的特点是(　　　)。

A.有椎体　　　　　　B.有棘突　　　　　C.有齿突　　　　　　D.有横突孔

14.椎骨的(　　　)。

A.后部呈短圆柱状,称为椎体　　　　　　B.前部呈半环状,称为椎弓

C.椎弓根所围成的孔,称为椎孔　　　　　D.椎弓板发出 7 个突起

15.下列关于脊柱的说法中,错误的是(　　　)。

A.由 24 块椎骨构成　　　　　　　　　　B.椎体自上而下逐渐增大

C.颈曲、腰曲凸向前　　　　　　　　　　D.腰椎棘突水平伸向后方

16.下列关于脊柱的说法中,错误的是(　　　)。

A.胸椎棘突排列紧密   B.胸椎棘突呈叠瓦状

C.颈曲、胸曲凸向前   D.腰椎棘突间距大

17.脊柱的生理性弯曲中,(　　　)。

 A.颈曲凸向后   B.胸曲凸向前   C.腰曲凸向前   D.骶曲凸向前

18.胸骨角(　　　)。

 A.平对第 2 肋间隙   B.平对第 2 肋

 C.凸向后方   D.在胸骨体与剑突的连结处

19.胸廓(　　　)。

 A.由 12 块胸椎、12 对肋组成   B.上口较小,下口较大

 C.上口由第一胸椎、第一对肋围成   D.下口由肋弓和剑突围成

20.胸廓(　　　)。

 A.下口由第 12 胸椎和第 12 肋围成   B.由 12 块胸椎和 12 对肋构成

 C.为前后略扁的圆锥形结构   D.上口由第 1 胸椎和第 1 肋围成

21.颅中窝不能看到的孔裂是(　　　)。

 A.内耳门   B.棘孔   C.卵圆孔   D.圆孔

22.颅后窝能看到的孔裂是(　　　)。

 A.内耳门   B.棘孔   C.卵圆孔   D.圆孔

23.下列关于上下肢骨位置的说法中,正确的是(　　　)。

 A.胫骨位于腓骨外侧   B.腓骨位于胫骨上方

 C.肱骨位于桡、尺骨下方   D.股骨位于胫、腓骨上方

24.下列关于上下肢骨位置的说法中,错误的是(　　　)。

 A.肱骨位于桡、尺骨上方   B.尺骨位于桡骨外侧

 C.髋骨位于股骨上方   D.股骨位于胫、腓骨上方

25.下列关于上肢骨位置的叙述中,正确的是(　　　)。

 A.肱骨位于桡骨上方   B.肱骨位于尺骨下方

 C.尺骨位于桡骨外侧   D.肱骨位于桡骨下方

26.肩关节的结构特点是(　　　)。

 A.肱骨头小,关节盂大而深   B.关节囊厚而紧,有韧带增强

 C.下壁较薄弱,是脱位的常见部位   D.关节腔窄小,有肌腱通过

27.肩关节(　　　)。

 A.由肱骨头和关节盂组成   B.由肱骨头和肩胛下窝组成

 C.只能做屈伸收展运动   D.运动不如髋关节灵活

28.肘关节的结构特点是(　　　)。

 A.关节囊内包有 2 个关节   B.关节囊前后壁厚而紧

 C.伸肘时,肱骨内、外上髁和鹰嘴呈三角形   D.关节囊下部有桡骨环状韧带

29.肘关节(　　　)。

 A.由肱骨下端和桡骨上端组成   B.关节囊两侧壁薄而松

 C.可做屈伸收展运动   D.桡骨环状韧带包绕、固定桡骨头

30.构成骨盆的骨不包括(　　)。
　　A.腰椎　　　　　　　B.髋骨　　　　　　C.骶骨　　　　　　D.尾骨

31.髋关节的结构特点是(　　)。
　　A.股骨头大,髋臼窝小而浅　　　　　　B.关节囊薄而松,包裹股骨颈
　　C.关节囊周围无韧带加强　　　　　　D.关节囊内有股骨头韧带

32.髋关节(　　)。
　　A.由股骨头和髋臼组成　　　　　　B.关节腔宽大,有髂股韧带通过
　　C.只能作屈伸收展运动　　　　　　D.运动幅度比肩关节大

33.膝关节的结构特点是(　　)。
　　A.关节囊厚而紧　　　　　　B.关节腔狭小
　　C.有众多韧带增强　　　　　　D.半月板上面平坦

34.膝关节(　　)。
　　A.由股骨下端和胫、腓骨上端组成　　　　　　B.有内外侧半月板
　　C.只能做屈伸收展运动　　　　　　D.前方有前后交叉韧带

35.体表摸不到的结构是(　　)。
　　A.第 7 颈椎棘突　　　B.肋弓　　　　　　C.骶管　　　　　　D.髂前上棘

36.组成运动系统的是(　　)。
　　A.骨、骨连结、平滑肌　　　　　　B.骨连结、骨骼肌、平滑肌
　　C.骨、骨骼肌、平滑肌　　　　　　D.骨、骨连结、骨骼肌

37.构成骨的主要组成部分是(　　)。
　　A.骨质、骨膜、关节软骨　　　　　　B.骨膜、骨髓、关节软骨
　　C.骨质、骨髓、关节软骨　　　　　　D.骨质、骨膜、骨髓

38.下列关于膈肌的描述中,正确的是(　　)。
　　A.是分隔胸腔和腹腔的扁肌　　　　　　B.肌腹在中央,肌腱在周围
　　C.有 2 个裂孔,通过 6 种结构　　　　　　D.收缩时膨隆部上升,助呼气

39.下列关于肋间肌的描述中,正确的是(　　)。
　　A.肋间外肌位于肋间隙深层　　　　　　B.肋间内肌位于肋间隙浅层
　　C.肋间外肌收缩时助吸气　　　　　　D.肋间内肌收缩时助吸气

40.下列关于腹股沟管的描述中,正确的是(　　)。
　　A.位于腹股沟韧带外侧半上方　　　　　　B.成人长 16～22 cm
　　C.外口又称腹股沟管深环　　　　　　D.男性有精索通过

41.使肩关节外展的肌是(　　)。
　　A.胸大肌　　　B.三角肌　　　　　　C.斜方肌　　　　　　D.肱三头肌

42.下列关于臀大肌的描述中,正确的是(　　)。
　　A.位于臀部肌肉深层　　　　　　B.是臀部肌内注射常用部位
　　C.使髋关节屈和旋内　　　　　　D.深部无重要血管、神经通过

二、判断题

1.运动系统由骨、骨连结和骨骼肌组成。 （　　）

2.骨主要由骨质、骨膜和骨髓3部分构成。 （　　）

3.骨膜覆盖整块骨表面。 （　　）

4.骨膜含丰富的血管、神经、成骨细胞及破骨细胞。 （　　）

5.骨膜由疏松结缔组织构成。 （　　）

6.关节腔是关节囊纤维膜围成的腔隙。 （　　）

7.躯干骨包括椎骨、胸骨和肋骨。 （　　）

8.从前面观察脊柱,椎体自上而下逐渐增大。 （　　）

9.胸廓为前后略扁的圆锥形结构。 （　　）

10.膝关节由股骨下端和胫骨、腓骨上端组成。 （　　）

11.膈肌收缩时,膨隆部下降,助呼气。 （　　）

12.肋间外肌收缩时,降肋,助呼气。 （　　）

13.腹前外侧壁的3块扁肌,由浅入深分别是腹外斜肌、腹内斜肌和腹横肌。 （　　）

三、填空题

1.运动系统由_____、_____和_____3部分组成。

2.骨按其形态不同,分为_____、_____、_____及_____。

3.骨按其所在部位分为_____、_____和_____。

4.骨的基本构造包括_____、_____和_____3部分。

5.躯干骨包括_____、_____和_____。

6.计数肋序数的标志有_____、_____和_____。

7.脊柱的4个生理性弯曲中,凸向前的是_____和_____。

8.脊柱的4个生理性弯曲中,凸向后的是_____和_____。

9.胸骨自上而下分为_____、_____和_____3部分。

10.第8—10对肋软骨依次连于上位肋软骨的下缘,形成_____。

11.肋骨体内面近下缘处的浅沟,称为_____,内有肋间神经和血管走行。

12.胸廓由12块_____、12对_____、1块_____及其骨连结构成。

13.肋间外肌收缩时,提肋,助_____;肋间内肌收缩时,降肋,助_____。

14.腹前外侧壁的3块扁肌由浅入深分别是_____、_____和_____肌。

四、名词解释题

1.肋弓　2.胸骨角　3.关节腔　4.关节面　5.关节囊

五、简答题

1.简述关节的基本结构。

2.简述脊柱的组成。

3.说出参与呼吸运动的主要肌肉的名称和作用。

六、问答题

1.试述脊柱的形态。

2.试述肩关节的组成、结构特点和运动。

3.试述肘关节的组成、结构特点和运动。

4.试述髋关节的组成、结构特点和运动。

5.试述膝关节的组成、结构特点和运动。

第五章

消化系统

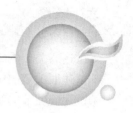

内容提要

消化系统由消化管和消化腺组成。

消化管包括口腔、咽、食管、胃、小肠(十二指肠、空肠和回肠)、大肠(盲肠、阑尾、结肠、直肠、肛管)。口腔至十二指肠称为上消化道;空肠至肛管称为下消化道。

消化腺包括大消化腺(唾液腺、肝和胰)和小消化腺(如胃腺、肠腺等)。

消化系统的主要功能是摄取、消化食物,吸收营养,排出残渣。

(一)胸部标志线

胸部标志线主要有前正中线、锁骨中线、腋中线、肩胛线、后正中线。

(二)腹部分区

1.九分法 分为左右季肋区和腹上区,左右腹外侧区和脐区,左右腹股沟区和腹下区。

2.四分法 分为左上腹、右上腹、左下腹、右下腹4个区。

第一节 消化管

一、消化管壁的一般结构

(一)黏膜

1.上皮 大部分消化管为单层柱状上皮,以消化吸收功能为主,但口腔、咽、食管和肛门则为复层扁平上皮,有保护功能。

2.固有层 为疏松结缔组织,含小消化腺、血管、淋巴组织。

3.黏膜肌层 为薄层平滑肌。

(二)黏膜下层

黏膜下层为疏松结缔组织,内含较大的血管、淋巴管和黏膜下神经丛等。食管和十二指肠分别有食管腺和十二指肠腺。

(三)肌层

口腔、咽、食管上段和肛门等处的肌层为骨骼肌,其余各部为平滑肌。平滑肌一般呈内环、外纵排列,两层间有肌间神经丛。

（四）外膜

外膜分浆膜（间皮和结缔组织）和纤维膜（薄层结缔组织）。

二、口腔

口腔借上下牙弓和牙龈分为口腔前庭和固有口腔。

（一）腭

腭可分为前2/3的硬腭和后1/3的软腭。软腭后缘中央有腭垂，腭垂两侧有向外下行的腭舌弓和腭咽弓。

咽峡：由腭垂、两侧腭舌弓和舌根围成的狭窄区域，是口腔与咽的分界。

（二）舌

舌由骨骼肌和黏膜构成，有搅拌食物、协助吞咽、感受味觉及辅助发音等功能。

1.形态　舌的前2/3为舌体，后1/3为舌根，舌体的前端称为舌尖，舌的上面称为舌背。

2.舌黏膜　舌背的黏膜有许多小的突起，称为舌乳头。按其形状可分为丝状乳头、菌状乳头、轮廓乳头等。丝状乳头具有一般感觉的功能。菌状乳头和轮廓乳头含有味蕾。在舌根背面的黏膜内有许多淋巴组织形成的突起，称为舌扁桃体。

舌下面正中有一条黏膜皱襞，称为舌系带。在舌系带根部的两侧有一对小的隆起，称为舌下阜，为下颌下腺和舌下腺的导管共同开口处。由舌下阜向后外侧延伸的黏膜隆起，称为舌下襞，其深面有舌下腺。

3.舌肌　为骨骼肌。

{ 舌内肌　分纵行、横行、垂直排列
{ 舌外肌　重要的为颏舌肌，一侧收缩，舌尖偏向对侧；两侧同时收缩，舌尖伸向前

（三）牙

1.形态和构造

形态：每个牙均分为牙冠、牙根、牙颈3部分。牙内部的腔隙称为牙腔。

构造：每个牙均由釉质、牙质、牙骨质及牙髓构成。

2.种类和排列

种类：第一套牙称为乳牙（6个月开始萌出，6岁开始脱落），共20个，分切牙、尖牙和磨牙3类。第二套牙称为恒牙，共32个，分为切牙、尖牙、前磨牙及磨牙4类。

排列：分为上下颌的左右侧，由前内向后外排列。

牙式：是临床上记录牙的方式，是将被检查者的牙用"十"号划分成上、下、左、右4区，用罗马数字标示乳牙，用阿拉伯数字标示恒牙。

3.牙周组织　包括牙龈、牙周膜和牙槽骨。

三、咽

形态：上宽下窄、前后略扁的漏斗形管道。

位置：颈椎前方，上达颅底，下至第6颈椎下缘高度。

$$交通 \begin{cases} 向前 \begin{cases} 鼻后孔 \rightarrow 鼻腔 \\ 咽峡 \rightarrow 口腔 \\ 喉口 \rightarrow 喉腔 \end{cases} \\ 向外侧 \rightarrow 咽鼓管咽口 \rightarrow 咽鼓管 \rightarrow 中耳鼓室 \\ 向下 \rightarrow 食管 \end{cases}$$

$$分部 \begin{cases} 鼻咽 \quad 有咽隐窝、咽鼓管咽口、咽扁桃体 \\ 口咽 \quad 在腭舌弓和腭咽弓之间有腭扁桃体 \\ 喉咽 \quad 在喉口两侧,左右各有一梨状隐窝 \end{cases}$$

咽淋巴环:由咽扁桃体、腭扁桃体和舌扁桃体共同组成。

四、食管

形态:呈前后略扁的肌性管道,长约 25 cm。

位置:位于脊柱前方,上端与咽相连,下端连于胃。

分部:分为颈部、胸部和腹部。

3 处狭窄:第一狭窄在食管起始处,距中切牙约 15 cm;第二狭窄在食管与左主支气管交叉处,距中切牙约 25 cm;第三狭窄在食管穿膈肌处,距中切牙约 40 cm。

五、胃

胃是消化管的最膨大部分,有容纳和初步消化食物等功能。

（一）形态和分部

形态:有入出两口(贲门、幽门),上下两缘(胃小弯、胃大弯)和前后两壁。胃小弯的最低点为角切迹。

$$分部 \begin{cases} 胃底 \quad 为贲门平面以上的膨出部分 \\ 贲门部 \quad 为靠近贲门的部分 \\ 胃体 \quad 位于胃底与幽门部之间 \\ 幽门部 \quad 为角切迹右侧部分,分幽门窦和幽门管 \end{cases}$$

（二）位置

胃中度充盈时,大部分位于左季肋区,小部分位于腹上区。

（三）胃壁的微细结构特点

1.黏膜 表面形成许多皱襞,有大量胃小凹。

（1）上皮 为单层柱状上皮,分泌黏液,保护黏膜。

（2）固有层 有大量腺体,分胃底腺、贲门腺和幽门腺。

胃底腺:位于胃底和胃体部,数量多,管状,分颈、体和底部。胃底腺主要由主细胞和壁细胞构成。

主细胞数量多,分布于体、底部,细胞柱状,核圆形位于基部,胞质嗜碱性,分泌胃蛋白酶原。

壁细胞数量较多,分布于颈、体部,细胞圆锥形,较大,核圆而深染,胞质嗜酸性,分泌盐酸和内因子。盐酸能激活胃蛋白原,还有杀菌作用。内因子能促进维生素 B_{12} 吸收。

2.肌层 分为内斜、中环(幽门处增厚成幽门括约肌)、外纵 3 层。

六、小肠

成人长 5~7 m,是消化吸收的主要部位,分十二指肠、空肠和回肠。

(一)十二指肠

十二指肠长约 25 cm,呈"C"形包绕胰头。

上部:近幽门处壁薄腔大,为十二指肠球,是十二指肠溃疡的多发部位。

降部:后内侧壁有十二指肠大乳头,为胆总管和胰管共同开口。

水平部:向左横过第 3 腰椎体的前方,移行为升部。

升部:十二指肠空肠曲连有十二指肠悬韧带。

(二)空肠和回肠

空肠:在腹腔左上部,占近侧的 2/5,管径较大,管壁较厚,血供较丰富,环形皱襞高而密,有孤立淋巴滤泡。

回肠:在腹腔右下部,占远侧的 3/5,管径较小,管壁较薄,血供较差,环形皱襞低而疏,有集合和孤立淋巴滤泡。

(三)小肠壁的形态和微细结构特点

1.环形皱襞　由黏膜和黏膜下层向肠腔内突起形成。

2.肠绒毛　由上皮和固有层向肠腔内突起形成。中轴为固有层结缔组织,含中央乳糜管和毛细血管。上皮为单层柱状上皮,主要为吸收细胞和杯状细胞。吸收细胞游离面有微绒毛。大量微绒毛排列成纹状缘。

3 级突起:环形皱襞、肠绒毛和微绒毛,扩大吸收面积约 600 倍。

3.小肠腺　主要有柱状细胞、杯状细胞和潘氏细胞。

潘氏细胞:常三五成群布于腺底部,呈锥体形,胞质顶部充满粗大的嗜酸性颗粒,内含溶菌酶。

4.淋巴滤泡　为固有层内的淋巴组织。

5.十二指肠腺　在黏膜下层内,分泌黏液,起保护作用。

七、大肠

大肠长约 1.5 m,包绕在空、回肠的周围,分 5 部分。

盲肠和结肠的特征性结构:

$\left\{\begin{array}{l}\text{结肠带　由纵行肌增厚形成,3 条结肠带汇集于阑尾根部}\\ \text{结肠袋　因结肠带短于肠管,使肠管皱缩而膨出的囊袋}\\ \text{肠脂垂　为附着于结肠带的脂肪突起}\end{array}\right.$

(一)盲肠

位置:位于右髂窝内。

形态:大肠起始处的膨大盲端,长 6~8 cm。

回盲瓣:回肠开口于盲肠处的两片黏膜皱襞,防止大肠内容物逆流入回肠。

(二)阑尾

形态:蚯蚓状盲管,长 6~8 cm。

位置:位于右髂窝,盲端位置不恒定,根部位置恒定,附着于盲肠后内侧壁,3 条结肠带汇集处。

麦氏点:阑尾根部的体表投影点,即脐与右髂前上棘连线的中、外 1/3 交点处。

(三)结肠

位置:包绕在空、回肠周围。

分部:分为升结肠、横结肠、降结肠、乙状结肠。

(四)直肠

位置:位于盆腔内。

形态:直肠并不直,矢状面上有两个弯曲:直肠骶曲凸向后;直肠会阴曲凸向前。

直肠壶腹:为直肠膨大的下部。

直肠横襞:有 2~3 个,其中的一个大而恒定,距肛门约 7 cm。

(五)肛管

位置:上接直肠,下端终于肛门,长 3~4 cm。

结构:肛柱为肛管内面的 6~10 条纵行的黏膜皱襞。肛瓣为相邻两个肛柱下端之间的半月形皱襞。肛窦是肛瓣与相邻两个肛柱下端围成的开口向上的小窝。齿状线是各肛瓣与肛柱下端共同连成的锯齿状的环形线,是皮肤和黏膜移行的分界线,其上下的动脉来源、静脉回流、神经支配各不相同。肛梳为齿状线下方约 1 cm 宽的环形区域。

痔是肛梳和肛柱的深面的静脉丛,淤血、扩张,并向肛管腔内形成的突起,齿状线以上为内痔,以下为外痔。

肛门括约肌有肛门内括约肌和肛门外括约肌。肛门内括约肌由直肠壁环行平滑肌增厚而成,协助排便。肛门外括约肌是位于肛门内括约肌周围的环行骨骼肌,可随意括约肛门,控制排便,损伤后引起大便失禁。

第二节 消化腺

一、唾液腺

大唾液腺共 3 对,即腮腺、下颌下腺和舌下腺。它们分泌的唾液有湿润口腔、调和食物和分解淀粉等作用。

二、肝

肝是人体中最大的腺体,有分泌胆汁、储存糖原、参与物质代谢、解毒及防御等功能。

(一)肝的形态和位置

1.形态 呈楔形,红褐色,质软而脆,受暴力作用易破裂出血,分上下两面、前后两缘。

肝上面(膈面):膨隆,借镰状韧带分为:肝右叶,大而厚;肝左叶,小而薄。

肝下面(脏面):凹凸不平,有左右纵沟和一条横沟,排成"H"形。

{
横沟　称为肝门,有肝门静脉、肝固有动脉、肝管、神经和淋巴管等出入肝
右纵沟　前部容纳胆囊,后部有下腔静脉通过,其上端有肝静脉注入
左纵沟　前部有肝圆韧带,是由胎儿时期的脐静脉闭锁而成。后部有静脉韧带,是由胎
　　　　儿时期的静脉导管闭锁而成
}

脏面被"H"形沟分为左叶、右叶、方叶、尾状叶。

肝的前缘锐薄,肝的后缘钝圆。

2.位置　大部分位于右季肋区和腹上区,小部分位于左季肋区。

体表投影:

$$肝上界 \begin{cases} 与膈穹窿一致。最高点 \begin{cases} 右侧相当于右锁骨中线与第5肋的交点 \\ 左侧相当于左锁骨中线与第5肋间隙的交点 \end{cases} \end{cases}$$

$$肝下界 \begin{cases} 右侧与右肋弓一致,幼儿的肝下界可低于右肋弓,但不超出2\,cm \\ 在腹上区可达剑突下约3\,cm \end{cases}$$

平静呼吸时,肝可随膈肌的运动上下移动2~3 cm。

（二）肝的微细结构

肝的表面包有由结缔组织和间皮构成的被膜。肝实质被结缔组织分隔成许多肝小叶。

1.肝小叶　呈多面棱柱体,是肝的基本结构单位。相邻肝小叶之间结缔组织很少,常分界不清。肝小叶主要由中央静脉、肝板、肝血窦及胆小管组成。

（1）中央静脉　为纵贯肝小叶中央的一条小静脉,管壁不完整,有肝血窦开口。

（2）肝板　为单层肝细胞排列成的板状结构,凹凸不平,彼此连结成网,以中央静脉为中心,呈放射状排列。

肝索:为肝板的切面,呈条索状。

$$肝细胞 \begin{cases} 体积大,多边形,胞质嗜酸性,含多种细胞器 \\ 核大而圆,居细胞中央,可有双核 \\ 功能:合成蛋白质（白蛋白、纤维蛋白原、凝血酶原、脂蛋白等）和胆汁;参与糖类、脂类、激素的代谢和解毒等 \end{cases}$$

（3）肝血窦　肝板之间的毛细血管网,腔大不规则。

窦壁特点:内皮有孔,内皮细胞间隙大,内皮外无基膜,通透性大。

肝巨噬细胞:在窦腔内,细胞形态不规则,有变形运动和活跃的吞噬能力。

窦周隙:为肝血窦内皮细胞与肝细胞之间的狭小间隙,充满血浆,是肝细胞与血液之间进行物质交换的场所。

贮脂细胞:位于窦周隙内,有储存维生素A、产生网状纤维和基质的功能。

（4）胆小管　为肝细胞之间的微细管道,由相邻两个肝细胞的细胞膜向各自的胞质内凹陷围成。肝细胞分泌的胆汁直接进入胆小管。

2.门管区　是相邻几个肝小叶之间的结缔组织区,伴行有小叶间静脉、小叶间动脉和小叶间胆管。

$$\begin{cases} 小叶间静脉　肝门静脉的分支,壁薄,腔大不规则 \\ 小叶间动脉　肝固有动脉的分支,壁厚,腔小而圆,由内皮和数层环行平滑肌构成 \\ 小叶间胆管　由胆小管汇集而成,管壁由单层立方上皮构成 \end{cases}$$

3.肝内血液循环

肝固有动脉→小叶间动脉

肝血窦→中央静脉→小叶下静脉→肝静脉→下腔静脉

肝门静脉→小叶间静脉

（三）肝外胆道

肝外胆道包括胆囊和输胆管道。

1.胆囊 储存和浓缩胆汁,分胆囊底、胆囊体、胆囊颈、胆囊管。

胆囊底的体表投影:相当于右锁骨中线与右肋弓相交处。

2.输胆管道 包括左右肝管,肝总管、胆总管、肝胰壶腹。

肝胰壶腹括约肌(ODDi 括约肌) 为肝胰壶腹周围增厚的环行平滑肌。

胆汁的排出途径:

(1)未进食时,肝胰壶腹括约肌收缩。

肝细胞分泌的胆汁→胆小管→左右肝管→肝总管→胆囊管→胆囊储存、浓缩

(2)进食时,肝胰壶腹括约肌舒张。

①胆囊收缩,胆囊内胆汁→胆囊管→胆总管→肝胰壶腹→十二指肠大乳头→十二指肠。
                                                                        ↑
②同时,肝内排泄胆汁→左右肝管→肝总管

三、胰

(一)形态和位置

位置:位于胃后方,平对第1、第2腰椎体高度,横贴于腹后壁。

形态:胰头被十二指肠包绕,胰颈是胰头与胰体之间狭窄扁薄的部分,胰体为胰中间的大部分,胰尾较细,向左至脾门。

胰管:纵贯胰内全长,与胆总管汇合成后,开口于十二指肠大乳头。

(二)微细结构

实质由外分泌部和内分泌部组成。

1.外分泌部 分泌胰液,含多种消化酶,能消化蛋白质、脂肪和糖。

2.内分泌部(胰岛) 在腺泡之间,是大小不一的内分泌细胞团块,主要有3种细胞。

A 细胞 少,细胞较大,在周边部,分泌高血糖素,使血糖升高
B 细胞 多,位于中央部,分泌胰岛素,使血糖降低
D 细胞 很少,分泌生长抑素,调节 A 细胞、B 细胞功能

第三节 腹 膜

一、腹膜与腹膜腔

腹膜:是一层浆膜,薄而光滑,半透明,由间皮和薄层结缔组织构成,覆盖在腹、盆腔壁内和腹、盆腔脏器表面,有分泌、吸收、支持、保护、修复及防御等功能。

腹膜分部:脏腹膜覆盖在腹、盆腔脏器表面;壁腹膜衬于腹、盆腔壁内面。

腹膜腔:是脏、壁腹膜相互移行所围成的腔隙,男性密闭,女性与外界相通。

二、腹膜与脏器的关系

根据腹、盆腔脏器被腹膜覆盖的情况,分3类:

腹膜内位器官 几乎全被腹膜覆盖,如胃、十二指肠上部、空肠、回肠、盲肠、阑尾、横结肠、乙状结肠、脾、卵巢及输卵管等

腹膜间位器官 大部分或3面被腹膜覆盖,如肝、胆囊、升结肠、降结肠、直肠上部、子宫及充盈的膀胱等

腹膜外位器官 仅有一面被腹膜覆盖,如十二指肠降部和水平部、胰、肾、肾上腺、输

尿管、直肠中段及空虚的膀胱等

三、腹膜形成的结构

（一）韧带

韧带主要有镰状韧带和冠状韧带。

（二）网膜

1.小网膜　是肝门连于胃小弯和十二指肠上部之间的双层腹膜结构,可分为肝胃韧带和肝十二指肠韧带两部分。在肝十二指肠韧带的两层腹膜之间有肝门静脉、肝固有动脉和肝总管通过。肝总管在右前方,肝固有动脉在左前方,肝门静脉位于两者的后方。

2.大网膜　是连于胃大弯与横结肠之间的四层腹膜结构。

3.网膜囊　是位于小网膜和胃后方的一个扁窄的腹膜间隙,是腹膜腔的一部分,经右侧的网膜孔与大腹膜腔相通。

（三）系膜

系膜是将肠管连于腹后壁的双层腹膜结构,夹有血管、神经、淋巴管、淋巴结及脂肪等。系膜分为小肠系膜、阑尾系膜、横结肠系膜及乙状结肠系膜等。

（四）陷凹

陷凹是腹膜在盆腔脏器之间移行返折形成的凹陷。男性有直肠膀胱陷凹,女性有直肠子宫陷凹和膀胱子宫陷凹。在站立或坐立时,直肠膀胱陷凹和直肠子宫陷凹是腹膜腔最低的地方。

测 试 题

一、单项选择题

1.上消化道是指（　　）。

A.口腔至胃的消化管　　　　　　　　B.口腔至十二指肠的消化管

C.口腔至空肠的消化管　　　　　　　D.口腔至回肠的消化管

2.小肠分为（　　）。

A.十二指肠、空肠和阑尾　　　　　　B.空肠、回肠和阑尾

C.十二指肠、空肠和回肠　　　　　　D.十二指肠、回肠和阑尾

3.下列关于牙式的描述中,错误的是（　　）。

A.是以检查者的方位为准　　　　　　B.用"十"将牙分成上、下、左、右4区

C.用1—8标示对应的恒牙　　　　　　D.用Ⅰ—Ⅴ标示对应的乳牙

4.牙式"十₅"是指（　　）。

A.左下颌第2乳磨牙　　　　　　　　B.左下颌第2前磨牙

C.左上颌第2乳磨牙　　　　　　　　D.右下颌第2前磨牙

5.恒牙共(　　　)。

　　A.20 个　　　　　　　　B.28 个　　　　　　　C.30 个　　　　　　　D.32 个

6.下列关于舌的描述中,正确的是(　　　)。

　　A.由平滑肌和表面覆盖的黏膜构成　　　　　B.可分为舌根和舌体两部分

　　C.舌体背面的黏膜内有舌扁桃体　　　　　　D.舌背黏膜的舌乳头内都含味蕾

7.使舌前伸的肌是(　　　)。

　　A.舌内的横行肌　　　B.舌内的垂直肌　　　C.舌内的纵行肌　　　D.两侧的颏舌肌

8.颏舌肌(　　　)。

　　A.一侧收缩使舌尖偏向同侧　　　　　　　　B.一侧收缩使舌尖偏向对侧

　　C.两侧同时收缩使舌尖伸向上　　　　　　　D.两侧同时收缩使舌尖伸向后

9.咽(　　　)。

　　A.位于颈椎的后方　　　　　　　　　　　　B.位于鼻腔、口腔和喉腔的前方

　　C.上端抵达颅腔　　　　　　　　　　　　　D.下端与第6颈椎下缘同高

10.共同围成咽峡的是(　　　)。

　　A.腭垂、两侧腭舌弓和舌体　　　　　　　　B.腭垂、两侧腭舌弓和舌根

　　C.腭垂、两侧腭咽弓和舌根　　　　　　　　D.软腭、两侧腭咽弓和舌根

11.下列关于咽的描述中,错误的是(　　　)。

　　A.呈上宽下窄、前后略扁的漏斗形管道　　B.两侧与中耳鼓室相通

　　C.前壁不完整,与鼻腔、口腔和喉腔相通　　D.分为鼻咽和喉咽两部分

12.腭扁桃体位于(　　　)。

　　A.固有口腔　　　　　B.鼻咽　　　　　　　C.口咽　　　　　　　D.喉咽

13.食管第二处狭窄距中切牙(　　　)。

　　A.15 cm　　　　　　B.20 cm　　　　　　　C.25 cm　　　　　　D.40 cm

14.下列关于胃形态的描述中,正确的是(　　　)。

　　A.入口称为幽门　　　　　　　　　　　　　B.出口称为贲门

　　C.胃小弯的最低点称为角切迹　　　　　　　D.胃大弯凸向右上方

15.胃中等度充盈时(　　　)。

　　A.大部分在脐区,小部分在腹上区　　　　　B.大部分在左季肋区,小部分在腹上区

　　C.大部分在右季肋区,小部分在腹上区　　　D.大部分在左季肋区,小部分在脐区

16.与胃后壁毗邻的器官是(　　　)。

　　A.肝　　　　　　　　B.胆囊　　　　　　　C.回肠　　　　　　　D.胰

17.十二指肠大乳头位于(　　　)。

　　A.十二指肠上部　　　　　　　　　　　　　B.十二指肠降部

　　C.十二指肠升部　　　　　　　　　　　　　D.十二指肠水平部

18.空肠的特点是(　　　)。

　　A.肠系膜中动脉弓级数少　　　　　　　　　B.环形皱襞低而疏

　　C.管径较小且管壁较薄　　　　　　　　　　D.富含集合淋巴滤泡

19.有结肠带、结肠袋和肠脂垂的肠管是(　　　)。

A.大肠　　　　　　B.结肠　　　　　　C.直肠　　　　　　D.小肠

20.下列关于盲肠和阑尾的描述中,错误的是(　　　)。

A.盲肠位于右髂窝内　　　　　　　　B.回盲瓣可防止大肠内容物逆流入回肠

C.阑尾根部又称为麦氏点　　　　　　D.盲肠的3条结肠带汇聚于阑尾根部

21.下列关于直肠的描述中,错误的是(　　　)。

A.直肠并不直,在矢状面上有两个弯曲　B.下部膨大为直肠壶腹

C.上端与乙状结肠相续,向下续肛门　　D.内有2~3条直肠横襞

22.下列关于肛管的描述中,错误的是(　　　)。

A.上接直肠,下端终于肛门　　　　　B.齿状线是皮肤和黏膜的分界线

C.肛门内括约肌是环行骨骼肌　　　　D.内有6~10条纵行的肛柱

23.下列关于齿状线的描述中,错误的是(　　　)。

A.由肛瓣与肛柱下端共同连成的锯齿状的环形线

B.是皮肤和黏膜的分界线

C.其上下的神经支配、血液来源、回流都相同

D.是区分内、外痔的分界线

24.下列关于肛门括约肌的描述中,错误的是(　　　)。

A.有肛门内外括约肌之分　　　　　　B.肛门内括约肌是环行平滑肌

C.肛门外括约肌是环行骨骼肌　　　　D.损伤肛门内括约肌会引起大便失禁

25.腮腺导管开口处平对(　　　)。

A.上颌第二前磨牙的颊黏膜处　　　　B.下颌第二前磨牙的颊黏膜处

C.上颌第二磨牙的颊黏膜处　　　　　D.下颌第二磨牙的颊黏膜处

26.肝大部分位于(　　　)。

A.右季肋区和腹上区　　　　　　　　B.右季肋区

C.左季肋区和腹上区　　　　　　　　D.腹上区

27.下列关于肝体表投影的描述中,错误的是(　　　)。

A.上界与膈穹隆一致　　　　　　　　B.上界最高点在右锁骨中线交第5肋处

C.下界右侧与右肋弓一致　　　　　　D.在右肋弓下触到肝一定是肝肿大

28.胆囊(　　　)。

A.位于右纵沟的前部　　　　　　　　B.位于左纵沟的前部

C.位于横沟内　　　　　　　　　　　D.能分泌胆汁

29.胆总管由(　　　)。

A.左右肝管合成　　　　　　　　　　B.胆囊管与肝管合成

C.肝总管和胰管汇合而成　　　　　　D.胆囊管与肝总管合成

30.胆囊底的体表投影相当于(　　　)。

A.右侧腹直肌与右肋弓相交处　　　　B.右锁骨中线与右肋弓相交处

C.左侧腹直肌与左肋弓相交处　　　　D.左锁骨中线与左肋弓相交处

31.肝上界与膈穹窿一致,右侧最高点相当于右锁骨中线与(　　　)。

A.第4肋的交点　　　　　　　　　　B.第4肋间隙的交点

C.第 5 肋的交点 D.第 5 肋间隙的交点

32.下列关于胰的描述中,错误的是( )。

A.是人体重要的消化腺 B.位于胃的后方,横贴于腹后壁

C.实质内有一条胰管 D.分为胰头、胰颈和胰尾 3 部分

33.由 4 层腹膜构成的结构是( )。

A.肝镰状韧带 B.大网膜 C.小网膜 D.系膜

34.食管( )。

A.上皮为单层柱状上皮 B.黏膜层有食管腺

C.肌层为骨骼肌 D.外膜为纤维膜

35.胃壁( )。

A.内表面有许多皱襞和绒毛 B.肌层为内斜、外纵的平滑肌

C.黏膜表面有大量的胃小凹 D.固有层的胃底腺主要分泌黏液

36.胃底腺的细胞主要是( )。

A.主细胞、壁细胞和颈黏液细胞 B.主细胞、壁细胞和内分泌细胞

C.主细胞、柱状细胞和颈黏液细胞 D.主细胞、壁细胞和未分化细胞

37.与扩大小肠吸收面积无关的结构是( )。

A.纹状缘 B.肠绒毛 C.环行皱襞 D.小肠腺

38.小肠壁黏膜( )。

A.由上皮和固有层构成 B.由皱襞、肠绒毛和肠腺构成

C.由上皮和黏膜肌构成 D.有环形皱襞、肠绒毛和纹状缘

39.肝的基本结构单位是( )。

A.中央静脉 B.肝板 C.肝小叶 D.门管区

40.肝细胞与血液之间进行物质交换的场所是( )。

A.中央静脉 B.肝血窦 C.窦周隙 D.肝板

41.不在肝门管区内的结构是( )。

A.小叶间动脉 B.小叶间胆管 C.小叶间静脉 D.小叶下静脉

42.胆小管( )。

A.管壁是内皮 B.管壁是肝细胞膜 C.管壁是间皮 D.位于肝血窦间

43.下列不属于消化腺的是( )。

A.胰岛 B.腮腺 C.小肠腺 D.肝

44.下列关于咽交通关系的叙述中,错误的是( )。

A.借鼻后孔与鼻腔相通 B.借咽峡与口腔相通

C.借喉口直接与气管相通 D.经咽鼓管与鼓室相通

45.构成咽淋巴环的是( )。

A.咽扁桃体、喉扁桃体、舌扁桃体 B.腭扁桃体、喉扁桃体、舌扁桃体

C.咽扁桃体、腭扁桃体、舌扁桃体 D.腭扁桃体、喉扁桃体、咽扁桃体

46.食管( )。

A.位于脊柱的前方 B.连于喉的下端 C.全长大约 40 cm D.分为颈部和胸部

47.胃底腺中分泌胃蛋白酶原的细胞是( )。

    A.主细胞   B.壁细胞   C.颈黏液细胞   D.潘氏细胞

48.胃底腺中分泌盐酸的细胞是( )。

    A.主细胞   B.壁细胞   C.颈黏液细胞   D.潘氏细胞

49.不能增大小肠吸收面积的结构是( )。

    A.小肠腺   B.环形皱襞   C.肠绒毛   D.微绒毛

50.下列关于肠绒毛的叙述中,错误的是( )。

    A.由上皮和固有层构成   B.中轴部有1~2条中央乳糜管

    C.是小肠特有的结构   D.脂类物质主要由毛细血管运输

51.肛管内的结构不包括( )。

    A.肛窦   B.肛柱   C.肛瓣   D.直肠横襞

52.出入肝门的结构不包括( )。

    A.肝固有动脉   B.肝静脉   C.肝左、右管   D.肝门静脉

53.下列关于肝形态的叙述中,正确的是( )。

    A.呈楔形,质硬而脆   B.有上下两缘,前后两面

    C.膈面被分为4叶   D.脏面有左右纵沟和一条横沟

54.输胆管道不包括( )。

    A.胆总管   B.胰管   C.肝总管   D.肝左右管

55.组成肝小叶的是( )。

    A.肝板、中央静脉、肝血窦、胆小管   B.门管区、中央静脉、肝血窦、胆小管

    C.门管区、中央静脉、肝血窦、肝板   D.门管区、肝血窦、肝板、胆小管

56.下列关于窦周隙的叙述中,错误的是( )。

    A.位于内皮与肝细胞之间   B.充满血浆

    C.又称肝血窦,充满血液   D.有贮脂细胞

57.胰岛中分泌胰岛素的细胞是( )。

    A.A 细胞   B.B 细胞   C.C 细胞   D.D 细胞

58.下列关于腹膜的叙述中,错误的是( )。

    A.是由间皮和结缔组织构成的浆膜   B.分为脏腹膜和壁腹膜

    C.有分泌、吸收、支持和保护功能   D.是由内皮构成的浆膜

59.下列关于大网膜的叙述中,正确的是( )。

    A.位于肝门与胃小弯之间   B.全长均由双层腹膜构成

    C.能包裹病灶,限制炎症蔓延   D.小儿较长,成人较短

60.属于腹膜间位器官的是( )。

    A.肝   B.胃   C.卵巢   D.胰

二、判断题

1.咽峡是由腭垂、两侧腭咽弓及舌根共同围成。   ( )

2.鼻咽两侧借咽鼓管与中耳鼓室相通。   ( )

3.咽隐窝是食物中异物容易滞留的地方。   ( )

4.十二指肠球是十二指肠溃疡的多发部位。 （　　）

5.空肠只有孤立淋巴滤泡,而回肠只有集合淋巴滤泡。 （　　）

6.大肠都比小肠大,直肠一定是直的。 （　　）

7.结肠带、结肠袋和肠脂垂是手术中区别大小肠的标志。 （　　）

8.阑尾根部的体表投影点又称麦氏点,即脐与髂前上棘连线的中、外1/3处。 （　　）

9.肝门是肝静脉、肝固有动脉、肝总管、神经及淋巴管等出入肝的部位。 （　　）

10.胆囊底的体表投影点在右锁中线与右肋弓相交处。 （　　）

11.肝左管和肝右管出肝门后合成胆总管。 （　　）

12.胰腺的外分泌部分泌胰液,内分泌部主要分泌胰岛素和高血糖素。 （　　）

13.微绒毛是小肠黏膜的上皮和固有层向肠腔内伸出的指状突起。 （　　）

14.胆小管的管壁是由内皮细胞组成。 （　　）

15.窦周隙是肝细胞与血液之间进行物质交换的场所。 （　　）

三、填空题

1.消化系统由_____和_____组成。

2.临床常把_____至_____的消化管,称为上消化道;把_____至_____的消化管,称为下消化道。

3.消化腺包括消化管壁内的_____和消化管外的_____。

4.口腔借上下牙弓分为_____和_____。

5.咽峡由_____、两侧_____和_____共同围成。

6.咽分为_____、_____和_____3部分。

7.腭扁桃体位于咽侧壁_____和_____之间的窝内。

8.咽向前借鼻后孔通_____,借咽峡通_____,借喉口通_____,向外侧经咽鼓管咽口及咽鼓管通_____,向下与_____相通。

9.胃分为_____、_____、_____及_____4部分。

10.胃中度充盈时,大部分位于_____,小部分位于_____。

11.小肠可分为_____、_____和_____3部分。

12.十二指肠大乳头为_____和_____的共同开口处。

13.大肠分为_____、_____、_____、_____及_____5部分。

14.直肠在_____上有两个弯曲:凸向后的是_____,凸向前的是_____。

15.3对唾液腺包括_____、_____和_____。

16.肝大部分位于_____和_____,小部分位于_____。

17.肝上界与_____一致,右侧最高点相当于右锁骨中线与_____的交点,左侧最高点相当于左锁骨中线与_____的交点。

18.肝下界右侧与_____一致,在腹上区可达剑突下约_____。7岁以下幼儿可低于右肋弓,但不超出_____。

19.肝上面被镰状韧带分为两叶，即大而厚的_____，小而薄的_____。

20.肝门是_____、_____、_____、神经及淋巴管等出入肝的部位。

21.胆囊分为_____、_____、_____及_____4部分。

22.胆囊底的体表投影相当于_____与_____相交处，当胆囊发炎时，此处可有_____。

23.输胆管道包括_____、_____、_____及_____。

24.胰可分为_____、_____、_____及_____4部分。

25.小网膜可分为_____和_____两部分。

26.消化管上皮，大部分为_____，但口腔、咽、食管和肛门则为_____。

27.自咽到肛管的消化管壁由内向外分为_____、_____、_____及_____4层。

28.胃底腺主要由_____细胞、_____细胞和_____细胞等组成。

29.环形襞、_____和_____使小肠吸收细胞表面积扩大_____多倍，有利于营养物质的消化和吸收。

四、名词解释题

1.咽峡　2.麦氏点　3.咽淋巴环　4.齿状线　5.肝门　6.腹膜腔　7.肠绒毛　8.门管区

五、简答题

1.简述咽的分部与交通。

2.简述食管3处狭窄的部位及距中切牙的距离。

3.简述胆汁的产生及排出途径。

六、问答题

1.试述胃的位置、形态及分部。

2.试述肝的位置及体表投影。

第六章

呼吸系统

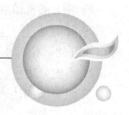

内容提要

$$呼吸系统 \begin{cases} 呼吸道 \begin{cases} 上呼吸道 \quad 鼻、咽、喉 \\ 下呼吸道 \quad 气管、主支气管和肺内支气管 \end{cases} \\ 肺 \begin{cases} 肺内支气管 \\ 肺泡 \end{cases} \end{cases}$$

第一节 呼吸道

一、鼻

鼻分为外鼻、鼻腔和鼻旁窦 3 部分。

(一)外鼻

外鼻包括鼻根、鼻背、鼻尖、鼻翼等。呼吸困难时,可出现鼻翼煽动。

(二)鼻腔

鼻腔被鼻中隔分为左右两半,每侧鼻腔又分为鼻前庭和固有鼻腔。

固有鼻腔外侧壁　有上、中、下鼻甲,以及上、中、下鼻道。上、中鼻道有鼻旁窦开口,下鼻道前份有鼻泪管开口。

鼻中隔　前下份血管丰富,称为易出血区。

鼻腔黏膜　分为嗅区和呼吸区。嗅区为上鼻甲及相对应的鼻中隔以上的黏膜,含嗅细胞,感受嗅觉。呼吸区为除嗅区外的部分,有丰富的血管、腺体、杯状细胞和纤毛,有加温、湿润和净化空气的作用。

(三)鼻旁窦

鼻旁窦共有 4 对,都开口于鼻腔。其中,上颌窦、额窦和筛窦的前、中群开口于中鼻道;筛窦后群开口于上鼻道;蝶窦开口于蝶筛隐窝。

上颌窦特点:

①开口位置高于窦底。

②较大。

二、咽(气体和食物的共同通道)(略)

三、喉

喉是气体进出的通道,又是发音器官。

构造:喉以软骨为基础,软骨间借关节、韧带和喉肌相连,内衬黏膜。

位置:位于颈前部正中,成人喉相当于第3—6颈椎高度,可随吞咽及发音上下移动。

(一)喉软骨及其连结

$$\text{喉软骨}\begin{cases}\text{甲状软骨}\begin{cases}\text{上角}\\\text{喉结 成年男性明显}\\\text{下角 与环状软骨构成环甲关节}\end{cases}\\\text{环状软骨 形似戒指,前窄后宽,平第6颈椎}\\\text{杓状软骨 成对,三棱锥形,尖朝上,底朝下,在底前部与甲状软骨后面中央}\\\qquad\qquad\text{之间有声韧带}\\\text{会厌软骨 形似树叶,为喉口的瓣膜}\end{cases}$$

连结:喉软骨借甲状舌骨膜、环甲关节、环甲正中韧带、环杓关节相连。

(二)喉肌

喉肌分为两群:一群作用于环杓关节,使声门裂开大或缩小;另一群作用于环甲关节,使声带紧张或松弛。

(三)喉腔

喉腔侧壁有两对呈矢状位的黏膜皱襞。

$$\begin{cases}\text{前庭襞 为上方的一对,两襞间的裂隙称前庭裂}\\\text{声襞 为下方的一对,两襞间的裂隙称声门裂,是喉腔最狭窄的部位}\end{cases}$$

$$\text{分部}\begin{cases}\text{喉前庭 位于喉口与前庭裂之间,上宽下窄}\\\text{喉中间腔 位于前庭裂与声门裂之间,向两侧突出的隐窝称喉室}\\\text{声门下腔 位于声门裂与环状软骨下缘之间,上窄下宽}\end{cases}$$

四、气管和主支气管

(一)气管

结构:以14~17个气管软骨为支架,借平滑肌和结缔组织相连,内衬黏膜。

位置:位于食管前面,上端接环状软骨,沿颈部正中下行入胸腔,至胸骨角平面分为气管杈。

$$\text{分部}\begin{cases}\text{颈部 短而表浅,可触及,常在第3—5气管软骨处做气管切开}\\\text{胸部}\end{cases}$$

(二)主支气管

$$\begin{cases}\text{左主支气管 细长,走行较水平}\\\text{右主支气管 粗短,走行较垂直,异物易坠入}\end{cases}$$

(三)气管和主支气管壁的微细结构

$$\text{黏膜}\begin{cases}\text{上皮 为假复层纤毛柱状上皮}\\\text{固有层 有结缔组织、弹性纤维、小血管及淋巴组织}\end{cases}$$

黏膜下层:含疏松结缔组织、血管、神经、淋巴管及混合性腺。

外膜:有疏松结缔组织、透明软骨和平滑肌束。

第二节　肺

一、肺的形态和位置

位置:位于胸腔内纵隔两侧。

形态:呈半圆锥形,有一尖、一底、两面和三缘。

$$
\begin{cases}
一尖 & 钝圆向上,高出锁骨内侧 1/3 部 2~3 cm \\
一底 & 凹向上,贴在膈肌上面 \\
两面 \begin{cases} 外侧面 & 较凸隆,贴肋和肋间肌 \\ 内侧面 & 贴纵隔,中部有一椭圆形凹陷称肺门,是主支气管、肺动脉、肺静脉、支气管动脉、支气管静脉、神经及淋巴管等进出的部位。这些结构外包结缔组织和胸膜构成肺根 \end{cases} \\
三缘 \begin{cases} 前缘 & 锐利。左肺前缘下部有一弧形凹陷,称为心切迹 \\ 下缘 & 锐利 \\ 后缘 & 钝圆 \end{cases}
\end{cases}
$$

分叶 {左肺　窄长,借斜裂分上下两叶
　　 {右肺　宽短,借斜裂、水平裂分上、中、下 3 叶

二、支气管肺段

概念:由肺段支气管及其所属的肺组织构成,圆锥形,尖朝向肺门,底朝向肺表面,为独立的结构和功能单位。

分部:右肺分 10 个肺段,左肺分 8 个或 10 个肺段。

三、肺的微细结构

肺表面为浆膜,浆膜下的肺组织可分为:

{间质　为肺内结缔组织、血管、神经和淋巴管
{实质　为肺内各级支气管及肺泡

支气管树:为主支气管入肺后呈树枝样的分支。

(一)导气部

导气部包括肺叶支气管、肺段支气管、小支气管、细支气管(管径约 1 mm)、终末细支气管(管径约 0.5 mm)。

肺小叶:为每个细支气管连同它的分支及肺泡构成的锥形结构,是肺的结构单位。

(二)呼吸部

呼吸部包括呼吸性细支气管、肺泡管、肺泡囊、肺泡。

1.呼吸性细支气管　管壁不完整,有少量肺泡开口。

2.肺泡管　有大量肺泡开口,管壁结构很少,有结节状膨大。

3.肺泡囊　由许多肺泡开口围成的囊腔,无管壁结构,无结节状膨大。

4.肺泡　由单层肺泡上皮和基膜构成。

(1)肺泡上皮

Ⅰ型肺泡细胞:细胞扁平,占绝大部分面积,是进行气体交换的部位。

Ⅱ型肺泡细胞:细胞圆形或立方形,嵌于Ⅰ型肺泡细胞之间,占极小部分;分泌表面活性物质,降低肺泡表面张力(回缩力),稳定肺泡大小。

(2)肺泡隔　是相邻肺泡之间的薄层结缔组织,含:

$$\begin{cases} 弹性纤维　弹性减弱时,肺泡扩大,导致肺气肿 \\ 肺巨噬细胞　吞噬大量尘粒后为尘细胞 \\ 毛细血管网 \end{cases}$$

气-血屏障:为肺泡与肺泡隔内毛细血管之间进行气体交换所通过的结构。它包括肺泡表面液体层、Ⅰ型细胞及其基膜、薄层结缔组织、毛细血管基膜及其内皮。

第三节　胸膜与纵隔

一、胸膜

(一)胸膜和胸膜腔

胸膜:为浆膜,分脏胸膜(肺表面)和壁胸膜。

胸膜腔:为脏胸膜和壁胸膜相互移行所围成的密闭的、呈负压的、潜在性的腔,左右各一,互不相通。

壁胸膜分为肋胸膜、膈胸膜、纵隔胸膜及胸膜顶。

肋膈隐窝:为肋胸膜和膈胸膜返折处形成的半环形间隙,直立或坐立时是胸膜腔的最低处。

(二)壁胸膜的体表投影

两侧壁胸膜前界的体表投影与两肺前缘的体表投影基本一致。

两侧壁胸膜下界的体表投影比两肺下缘的体表投影约低两肋(见表6.1)。

表6.1　肺和壁胸膜下界的体表投影

	锁骨中线	腋中线	肩胛线	后正中线
肺下界的投影	第6肋	第8肋	第10肋	第10胸椎棘突
壁胸膜下界的投影	第8肋	第10肋	第11肋	第12胸椎

二、纵隔

(一)纵隔的概念和境界

纵隔概念:是两侧纵隔胸膜之间所有器官、结构和结缔组织的总称。

纵隔境界:前界为胸骨,后界为胸椎体,两侧界为纵隔胸膜,上界为胸廓上口,下界为膈。

(二)纵隔的分部和内容

$$纵隔分部\begin{cases} 上纵隔　有胸腺、气管、食管等 \\ 下纵隔\begin{cases} 前纵隔　有结缔组织和胸腺等 \\ 中纵隔　有心包、心及出入心脏的大血管 \\ 后纵隔　有食管、主支气管等 \end{cases} \end{cases}$$

测 试 题

一、单项选择题

1.下列不属于上呼吸道的是(   )。

　　A.鼻　　　　　　　　B.咽　　　　　　　　C.气管　　　　　　　　D.喉

2.窦腔大,开口高于窦底的鼻旁窦是(   )。

　　A.额窦　　　　　　　B.筛窦　　　　　　　C.蝶窦　　　　　　　　D.上颌窦

3.呼吸困难时,可出现明显煽动的部位是(   )。

　　A.鼻根　　　　　　　B.鼻背　　　　　　　C.鼻尖　　　　　　　　D.鼻翼

4.鼻腔(   )。

　　A.被中鼻甲分成左右两半　　　　　　　B.向后借鼻孔与外界相通

　　C.分为鼻前庭和固有鼻腔　　　　　　　D.向前借鼻后孔通鼻咽

5.上鼻甲及其相对应的鼻中隔的黏膜为(   )。

　　A.嗅区　　　　　　　B.呼吸区　　　　　　C.味区　　　　　　　　D.易出血区

6.开口于下鼻道的是(   )。

　　A.额窦　　　　　　　B.鼻泪管　　　　　　C.筛窦　　　　　　　　D.蝶窦

7.喉的位置(   )。

　　A.位于颈后部正中　　　　　　　　　　B.上界以会厌上缘平对第3颈椎的高度

　　C.不随吞咽及发音而移动　　　　　　　D.下界以环状软骨平对第5颈椎的高度

8.喉腔最狭窄的部分是(   )。

　　A.喉口　　　　　　　B.前庭裂　　　　　　C.喉前庭　　　　　　　D.声门裂

9.喉室位于(   )。

　　A.前庭裂的上方　　　B.喉中间腔的两侧　　C.声门裂的下方　　　　D.喉前庭的外侧

10.气管(   )。

　　A.有呈"O"形的气管软骨　　　　　　　B.位于食管后面

　　C.至胸骨角平面分叉　　　　　　　　　D.上端接甲状软骨

11.临床上做气管切开,常在的气管软骨是(   )。

　　A.第1—2　　　　　　B.第2—3　　　　　　C.第3—5　　　　　　　D.第5—8

12.右主支气管(   )。

　　A.细短,走行较水平　　　　　　　　　B.细长,走行较水平

　　C.粗长,走行较垂直　　　　　　　　　D.粗短,走行较垂直

13.肺位于(   )。

　　A.胸腔内纵隔的两侧　　　　　　　　　B.胸膜腔内纵隔的两侧

　　C.胸腔内心包的两侧　　　　　　　　　D.胸膜腔内心包的两侧

解剖学基础学习指导

14.肺尖高出锁骨(　　　)。

　　A.外侧 1/3 部 2~3 cm　　　　　　　　B.内侧 1/3 部 2~3 cm

　　C.外侧 1/3 部 4~5 cm　　　　　　　　D.内侧 1/3 部 4~5 cm

15.肺(　　　)。

　　A.右肺分上下两叶　　　　　　　　　　B.左肺分上、中、下 3 叶

　　C.右肺较左肺宽短　　　　　　　　　　D.左肺有斜裂和水平裂

16.不出入肺门的结构是(　　　)。

　　A.气管　　　　　　B.支气管动、静脉　　　C.肺动、静脉　　　　　D.神经和淋巴管

17.左肺没有(　　　)。

　　A.肺尖　　　　　　B.水平裂　　　　　　　C.肺门　　　　　　　　D.左肺心切迹

18.肺下缘的体表投影在肩胛线处与(　　　)。

　　A.第 6 肋相交　　　B.第 8 肋相交　　　　　C.第 10 肋相交　　　　D.第 11 肋相交

19.胸膜下界的体表投影较肺下缘的体表投影约低(　　　)。

　　A.1 肋　　　　　　B.2 肋　　　　　　　　C.3 肋　　　　　　　　D.4 肋

20.胸膜腔(　　　)。

　　A.由壁胸膜围成　　B.内压高于大气压　　　C.简称胸腔　　　　　　D.左右侧互不相通

21.肋膈隐窝在(　　　)。

　　A.肋胸膜与膈胸膜移行处　　　　　　　　B.肋骨与膈胸膜移行处

　　C.肋胸膜与膈肌移行处　　　　　　　　　D.肋胸膜与纵隔胸膜移行处

22.下列关于纵隔的描述中,错误的是(　　　)。

　　A.两侧界为纵隔胸膜　　　　　　　　　　B.上界为胸廓上口,下界为膈

　　C.前界为胸骨,后界为胸椎体　　　　　　D.是两侧纵隔胸膜之间所有器官的总称

23.气管和主支气管壁的微细结构(　　　)。

　　A.可分为黏膜、黏膜下层、肌层和外膜　　B.黏膜下层含有混合性腺

　　C.黏膜由上皮、固有层和黏膜肌层组成　　D.黏膜的固有层含有混合性腺

24.肺的微细结构(　　　)。

　　A.肺组织分为实质和间质　　　　　　　　B.间质为支气管树

　　C.分为支气管树和呼吸部　　　　　　　　D.实质为细支气管及肺泡

25.肺小叶(　　　)。

　　A.呈半锥体形　　　　　　　　　　　　　B.是底朝向肺门,尖朝向肺表面

　　C.是肺的结构单位　　　　　　　　　　　D.由小支气管连同其分支及肺泡构成

26.下列属于下呼吸道的是(　　　)。

　　A.鼻　　　　　　　B.咽　　　　　　　　C.喉　　　　　　　　　D.气管

27.下列关于固有鼻腔的叙述中,正确的是(　　　)。

　　A.外侧壁为鼻中隔　　　　　　　　　　　B.内侧壁有上、中、下鼻甲

　　C.鼻甲上方有鼻道　　　　　　　　　　　D.上鼻甲后上方有蝶筛隐窝

28.开口于上鼻道的鼻旁窦是(　　　)。

　　A.上颌窦　　　　　　B.蝶窦　　　　　　　C.筛窦后群　　　　　　D.额窦

29.成对的喉软骨是(   )。

    A.会厌软骨   B.杓状软骨   C.环状软骨   D.甲状软骨

30.喉腔分为 3 部,即(   )。

    A.喉前庭、喉中间腔、声门下腔   B.喉前庭、喉室、声门下腔

    C.喉室、喉中间腔、声门下腔   D.喉前庭、喉中间腔、喉室

31.下列关于气管的叙述中,正确的是(   )。

    A.气管软骨缺口开向前   B.至剑突平面分开形成气管杈

    C.颈部比较短而表浅   D.常在第 8 气管软骨处做气管切开

32.右肺没有(   )。

    A.斜裂   B.心切迹   C.水平裂   D.肺门

33.下列不参与气-血屏障组成的是(   )。

    A.肺泡表面的液体层   B.Ⅰ型肺泡细胞及其基膜

    C.毛细血管内皮及基膜   D.Ⅱ型肺泡细胞及其基膜

34.下列关于肺泡Ⅰ型细胞的叙述中,正确的是(   )。

    A.占肺泡表面积大部分   B.细胞圆形或立方形

    C.分泌表面活性物质   D.能吞噬灰尘和细菌

35.下列关于肺泡Ⅱ型细胞的叙述中,正确的是(   )。

    A.占肺泡表面积大部分   B.参与组成气血屏障

    C.分泌表面活性物质   D.属于单层扁平上皮

36.下列不属于壁胸膜的是(   )。

    A.肋胸膜   B.肺胸膜   C.膈胸膜   D.纵隔胸膜

二、判断题

1.临床上常将气管和肺内各级支气管称为下呼吸道。   (   )

2.鼻腔黏膜可分为嗅区、呼吸区和易出血区。   (   )

3.鼻旁窦中只有筛窦的后群和蝶窦不是开口于中鼻道。   (   )

4.作用于环杓关节的喉肌,能使声带紧张或松弛。   (   )

5.右主支气管粗短,走行较垂直,故异物容易坠入右主支气管及右肺。   (   )

6.肺左右各一,位于胸膜腔内纵隔的两侧。   (   )

7.肺的形态略呈半圆锥形,分为一尖、一底、两面和三缘。   (   )

8.左肺窄长,右肺宽短。   (   )

9.左肺前缘的下部有左肺心切迹。   (   )

10.纵隔以心包为界分为前纵隔、中纵隔和后纵隔 3 部分。   (   )

11.覆盖于膈肌上面的胸膜,称为膈胸膜;被覆于纵隔两侧的胸膜,称为纵隔胸膜;被覆于肺表面的胸膜,称为肺胸膜。   (   )

三、填空题

1.呼吸系统由_____和_____组成。

2.上呼吸道包括_____、_____和_____。

解剖学基础学习指导

3.下呼吸道包括_____、_____和_____。

4.固有鼻腔外侧壁上可见_____、_____、_____ 3 个隆起。

5.鼻腔黏膜可分为_____和_____。

6.鼻旁窦共有 4 对,都开口于鼻腔。其中,_____、_____和_____开口于中鼻道;_____开口于上鼻道;_____开口于蝶筛隐窝。

7.喉位于_____,成人喉相当于_____的高度。

8.喉的软骨主要有_____、_____、_____及_____。

9.在喉的侧壁有两对呈矢状位的黏膜皱襞,上方一对称为_____,下方一对称为_____。

10.喉腔自上而下分为_____、_____和_____ 3 部分。炎症易引起水肿的部分是_____。喉腔最狭窄的部位是_____。

11.气管按行程可分为_____部和_____部,其中较短而表浅的_____部,在_____上方可以触及,临床上常在_____气管软骨处沿正中线做气管切开。

12.气管下行入胸腔,至_____平面分为左右主支气管,分叉处称为_____。

13.左主支气管_____,走行较_____;右主支气管_____,走行较_____。因此,异物容易坠入_____侧主支气管及肺。

14.肺尖钝圆向上,高出锁骨内侧 1/3 部_____。

15.左肺较_____,右肺较_____。左肺前缘的下部有_____,而右肺却有_____,左肺分_____叶,右肺分_____叶。

16.肺的下界的体表投影,在锁骨中线与_____相交,腋中线与_____相交,肩胛线与_____相交。胸膜下界的体表投影,比两肺下缘的体表投影约低_____。

17.胸膜为浆膜,可分为_____、_____两层,两层互相移行围成的密闭的、呈负压的_____。

18.壁胸膜可分为_____、_____、_____及_____ 4 部分。

19.气管和主支气管的管壁均可分为_____、_____和_____ 3 层。

20.每个_____连同它的分支及_____构成一个肺小叶。

21.气-血屏障包括肺泡表面液体层、_____及其_____、薄层结缔组织_____及其_____。

四、名词解释题

1.声门裂　2.肺门　3.胸膜腔　4.肋膈隐窝　5.纵隔　6.肺小叶　7.气-血屏障

五、简答题

1.鼻旁窦有哪几对? 各开口于何处?

2.支气管异物易坠入哪侧? 为什么?

3.简述肺的位置和分叶。

六、问答题

1.何谓胸膜? 胸膜是如何分部的?

2.呼吸时,吸入的新鲜空气依次经何途径到达肺泡腔?

第七章

泌尿系统

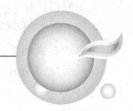

内容提要

泌尿系统由肾、输尿管、膀胱及尿道组成。其主要功能是排出体内的代谢废物,维持体内水、电解质和酸碱平衡。

第一节　肾

一、形态和位置

1.形态　红褐色,似黄豆。肾分为上下两端,前后两面和内外侧两缘。

肾门:为肾内侧缘中部凹陷处,有肾动脉、肾静脉、肾盂、神经和淋巴管出入。

肾蒂:出入肾门的结构被结缔组织包裹形成,右侧较短,左侧较长。

肾窦:肾门向肾内凹陷形成的腔。

2.位置　腹后壁,脊柱两旁,左高右低。

左肾:在第 11 胸椎体下缘至第 2,3 腰椎的椎间盘之间,第 12 肋斜过左肾后面中部。

右肾:在第 12 胸椎体上缘至第 3 腰椎体上缘之间,第 12 肋斜过右肾后面上部。肾门约在第 1 腰椎体平面。

肾区:是肾门在腰背部的体表投影,在竖脊肌外侧缘与第 12 肋的夹角处。

二、被膜

被膜由内向外为纤维囊、脂肪囊和肾筋膜。

三、结构

(一)剖面结构

肾实质 { 皮质 { 主要位于浅层,红褐色 / 肾柱为伸入肾锥体之间的部分 髓质 { 位于深层,色淡,为 15~20 个肾锥体 / 肾乳头是圆锥形的肾锥体的尖,有乳头管的开口

肾小盏:漏斗形,包在肾乳头的外面,收集尿液。

肾大盏:扁漏斗形,由2~3个肾小盏合成。

肾盂:由2~3个肾大盏合成,扁漏斗形。

(二)微细结构

肾实质由大量泌尿小管组成。其间有由少量结缔组织、血管和神经等构成的肾间质。泌尿小管包括肾单位和集合小管。

1.肾单位 是肾生成尿的主要结构和功能单位,包括肾小体和肾小管。

(1)肾小体 位于皮质内,由肾小囊和血管球组成。

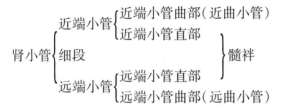

滤过膜(滤过屏障):是指肾血管球中除大分子物质以外的血浆,经毛细血管有孔内皮、基膜和裂孔膜滤过,达肾小囊腔形成原尿的这3层结构。

(2)肾小管 由单层上皮细胞围成,有重吸收和排泄作用(见表7.1)。

表7.1 肾小管各部的比较

	近端小管	远端小管	细 段
上皮细胞	单层立方或锥体形,胞体较大,核圆位于基底部	单层立方细胞,胞体较小,核圆位于中央	单层扁平上皮,核椭圆,凸向管腔
细胞分界	不清楚	较清楚	较清楚
胞质着色	深,染成红色	浅,染成淡红色	较浅
管壁	厚	较薄	很薄
管腔	小而不规则	大而规则	细小
微绒毛	大量密集排列,有刷状缘	短而少,无刷状缘	无刷状缘

2.集合小管 有重吸收原尿中水的作用和离子交换作用,至肾乳头改称乳头管。

3.球旁复合体 由球旁细胞和致密斑等组成。

球旁细胞:为入球微动脉近血管球处的平滑肌细胞发生上皮样改变形成,分泌肾素。

致密斑:为远端小管靠近肾小体侧的上皮细胞,变高而密集排列形成的椭圆形斑块,为离子感受器。

四、肾的血液循环特点

(1)肾动脉直接起于腹主动脉,短而粗,血流量大。

（2）血管球的毛细血管两端皆为微动脉，入球微动脉管径比出球微动脉粗，使血管球内血压高，有利于滤过。

（3）两次形成毛细血管，即血管球（生成原尿）和球后毛细血管网（对原尿重吸收）。

第二节　输尿管

输尿管是一对细长的肌性管道，成人的输尿管长 20~30 cm。

走行：上端接肾盂→小骨盆上口跨髂血管的前方→膀胱底斜穿膀胱壁→膀胱。

狭窄 {
第一狭窄　在输尿管起始处
第二狭窄　在小骨盆上口跨髂血管处
第三狭窄　在穿膀胱壁处
}

第三节　膀　胱

一、形态、位置和毗邻

形态：空虚时呈锥体形，充盈时呈卵圆形。

分部：分为膀胱尖、膀胱底、膀胱体及膀胱颈。

位置 {
空虚的膀胱　位于小骨盆腔的前部，不超过耻骨联合上缘
充盈的膀胱　高出耻骨联合上缘，膀胱前壁直接与腹前壁下部相贴
}

毗邻 {
膀胱底　男性与精囊、输精管末端、直肠相邻，女性与子宫颈、阴道上部相邻
膀胱下方　男性邻接前列腺，女性邻接尿生殖膈
}

二、膀胱壁的结构

膀胱壁由黏膜、肌层和外膜构成。

膀胱三角：在膀胱底内面，左右输尿管口和尿道内口之间的三角形区域，黏膜平滑无皱襞，为肿瘤和结核的好发部位。

第四节　尿　道

女性尿道走行：尿道内口→尿生殖膈→尿道外口（位于阴道前庭内，阴道口的前上方）。

女性尿道特点：短（3~5 cm）、粗（直径约 0.6 cm，易于扩张）、直，故易发生逆行感染。

测　试　题

一、单项选择题

1.肾的位置(　　)。

　A.位于腹后壁的腹膜前面　　　　　　B.右侧第 12 肋斜过右肾后面的下部

　C.右肾比左肾略高　　　　　　　　　D.右肾在第 12 胸椎体上缘至第 3 腰椎体上缘之间

解剖学基础学习指导

2.肾门约平对(　　　)。

    A.第 11 胸椎体　　　　B.第 12 胸椎体　　　　C.第 1 腰椎体　　　　D.第 2 腰椎体

3.肾内侧缘中部的凹陷是(　　　)。

    A.肾蒂　　　　　　　B.肾门　　　　　　　C.肾窦　　　　　　　D.肾盂

4.肾蒂(　　　)。

    A.内有出入肾门的结构　　　　　　　　　B.左侧较短

    C.外有腹膜包裹　　　　　　　　　　　　D.右侧较长

5.下列属于肾皮质的是(　　　)。

    A.肾锥体　　　　　　B.肾柱　　　　　　　C.肾乳头　　　　　　D.肾小盏

6.肾的剖面结构(　　　)。

    A.分实质和髓质两部分　　　　　　　　　B.肾髓质由肾乳头组成

    C.由肾大盏合成肾小盏　　　　　　　　　D.肾乳头外包有肾小盏

7.肾筋膜(　　　)。

    A.包于纤维囊外面　　　　　　　　　　　B.两层在肾上腺上方和肾的外侧愈合

    C.分内外两层　　　　　　　　　　　　　D.两层只在肾的下方形成开放的间隙

8.输尿管(　　　)。

    A.有子宫动脉越过其后方　　　　　　　　B.在腹膜前方腰大肌表面下降

    C.在膀胱体处斜穿膀胱壁　　　　　　　　D.在小骨盆上口处越过髂血管前方

9.输尿管第二处狭窄在(　　　)。

    A.输尿管起始处　　　　　　　　　　　　B.小骨盆上口越过髂血管处

    C.斜穿膀胱壁内处　　　　　　　　　　　D.与腹主动脉交叉处

10.膀胱(　　　)。

    A.位于小骨盆腔的中部　　　　　　　　　B.空虚时高出耻骨联合上缘

    C.位于耻骨联合的前方　　　　　　　　　D.充盈时其前壁贴腹前壁下部

11.在耻骨联合上方进行膀胱穿刺,只能是膀胱(　　　)。

    A.空虚时　　　　　　B.呈锥体形时　　　　C.充盈时　　　　　　D.收缩时

12.男性不与膀胱底相邻的是(　　　)。

    A.直肠　　　　　　　B.前列腺　　　　　　C.输精管末端　　　　D.精囊

13.女性尿道(　　　)。

    A.宽、短、直　　　　B.有两个弯曲　　　　C.有 3 个狭窄　　　　D.长 16~22 cm

14.血管球(　　　)。

    A.是一团盘曲的毛细血管网　　　　　　　B.相连的出球微动脉粗

    C.毛细血管内有球内系膜细胞　　　　　　D.相连的入球微动脉细

15.滤过膜不包括(　　　)。

    A.毛细血管有孔内皮　　B.足细胞的突起　　　C.裂孔膜　　　　　　D.内皮外的基膜

16.近端小管(　　　)。

    A.管壁较薄　　　　　B.腔大而规则　　　　C.有刷状缘　　　　　D.胞质着色浅淡

17.分泌肾素的是( )。

A.球内系膜细胞　　　B.致密斑　　　　　C.球旁复合体　　　　D.球旁细胞

18.两端皆连毛细血管的动脉是( )。

A.小叶间动脉　　　B.出球微动脉　　　　C.直小动脉　　　　D.入球微动脉

19.构成膀胱壁的是( )。

A.黏膜、黏膜下层和外膜　　　　　　　　　B.黏膜、黏膜下层和肌层

C.黏膜、肌层和外膜　　　　　　　　　　　D.黏膜、黏膜下层、肌层和外膜

20.下列关于肾区的叙述中,正确的是( )。

A.正常时,轻叩即可引起疼痛

B.为竖脊肌内侧缘与第12肋的夹角处

C.是肾在腰背部的体表投影点

D.为竖脊肌外侧缘与第12肋的夹角处

21.肾窦内没有( )。

A.肾柱　　　　　B.肾小盏　　　　　C.肾盂　　　　　D.肾大盏

22.下列关于膀胱三角的叙述中,正确的是( )。

A.位于膀胱体的内面　　　　　　　　　　　B.由左右输精管口和尿道内口围成

C.黏膜形成许多皱襞　　　　　　　　　　　D.是肿瘤和结核等疾病的好发部位

23.女性与膀胱底相邻的是( )。

A.子宫颈和阴道上部　　　　　　　　　　　B.尿生殖膈和盆膈

C.前庭大腺　　　　　　　　　　　　　　　D.直肠和肛管

24.组成泌尿小管的是( )。

A.肾小体和肾小管　　　　　　　　　　　　B.近端小管和远端小管

C.肾单位和集合管　　　　　　　　　　　　D.肾小管和集合管

25.下列关于肾单位的叙述中,正确的是( )。

A.由血管球和肾小囊组成　　　　　　　　　B.由肾小体和肾小管组成

C.近端小管壁薄、腔大　　　　　　　　　　D.远端小管细胞分界不清

26.下列关于肾血液循环特点的叙述中,错误的是( )。

A.肾的血流量大　　　　　　　　　　　　　B.球后毛细血管网生成原尿

C.血管球内血压高　　　　　　　　　　　　D.肾内两次形成毛细血管网

二、判断题

1.肾位于腹后壁,脊柱两旁。因受肝的影响,左肾比右肾略低。 　　(　　)

2.肾内侧缘中部凹陷称肾窦。 　　(　　)

3.第12肋斜过左肾后面的中部。 　　(　　)

4.肾门是肾动脉、肾静脉、肾盂及肾大盏、肾小盏、神经和淋巴管出入肾的部位。　　(　　)

5.肾门约在第1腰椎体平面。 　　(　　)

6.肾在腰背部的体表投影点,在竖脊肌外侧缘与第12肋的夹角处,称为肾区。　　(　　)

7.肾柱属于肾皮质。 　　(　　)

8.男性尿道只有排尿的功能。 　　(　　)

9. 女性尿道穿经尿生殖膈时有尿道阴道括约肌环绕,能随意控制排尿。 （　　）

10. 女性尿道较男性尿道短、粗、直。 （　　）

11. 肾血循环中两次形成毛细血管。 （　　）

12. 肾小管分为近曲小管、细段和远曲小管 3 部分。 （　　）

三、填空题

1. 泌尿系统由_____、_____、_____及_____组成。

2. 肾门约在第_____椎体平面。

3. 肾内侧缘中部的凹陷称为_____。它是_____、_____、_____、神经和淋巴管出入肾的部位。

4. 出入肾门的结构被结缔组织包裹形成_____,右肾蒂_____,左肾蒂_____。

5. 由肾门向肾实质内凹陷形成的腔称_____,内有_____、_____、_____、肾动脉的分支、肾静脉的属支及脂肪组织等填充。

6. 左肾在第_____胸椎体下缘至第_____腰椎的椎间盘之间;右肾在第_____胸椎体上缘至第_____腰椎体上缘之间。

7. 肾区是_____在腰背部的体表投影点,即为竖脊肌_____与第_____肋的夹角处。

8. 肾被膜由内向外依次为_____、_____、_____。

9. 输尿管全长有 3 处狭窄:第一处狭窄在_____处;第二处狭窄在小骨盆上口越过_____处;第三处狭窄在斜穿_____处。

10. 膀胱空虚时呈_____形,可分为_____、_____、_____及_____ 4 部分。膀胱充盈时呈_____形。

11. 成人膀胱位于_____的前部,_____的后方,空虚时不超过_____上缘。

12. 膀胱底在男性与_____、_____末端和_____相邻;在女性与_____和_____上部相邻。

13. 膀胱下方,男性邻接_____,女性邻接_____。

14. 膀胱三角是在膀胱_____内面,由左右_____和_____围成的三角区,此区无_____。

15. 在阴道前庭,尿道外口位于阴道口的_____方。

16. 女性尿道_____、_____、_____,因此,比较容易发生_____。

17. 泌尿小管包括_____和_____两部分。

18. 肾单位由_____和_____两部分组成。

19. 滤过膜是由_____、_____和_____构成的,血浆经它滤入_____,形成原尿。

四、名词解释题

1. 肾门　2. 肾区　3. 膀胱三角　4. 滤过膜

五、简答题

1. 输尿管有几处生理性狭窄？各位于何处？

2.简述女性尿道的位置及开口部位。

3.女性为何容易引起逆行性尿路感染？

六、问答题

1.试述肾的剖面结构。

2.比较近端小管和远端小管在形态、结构上的区别。

第八章

生殖系统

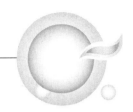

内容提要

第一节　男性生殖系统

男性内生殖器　包括生殖腺(睾丸)、输精管道(附睾、输精管、射精管、男性尿道)和附属腺(精囊、前列腺、尿道球腺)

男性外生殖器　包括阴囊和阴茎

一、睾丸

(一)位置和形态

位置:位于阴囊内,左右各一。

形态:呈扁卵圆形,分上下两端,前后两缘和内外侧两面。

睾丸鞘膜　贴于睾丸、附睾表面以及衬贴于阴囊内面的浆膜,分脏、壁两层。

睾丸鞘膜腔　睾丸鞘膜脏层和壁层之间的潜在性腔隙,内有少量浆液,起润滑作用。

(二)微细结构

睾丸小叶　睾丸实质被睾丸纵隔发出的结缔组织分隔而成。小叶内有1~4条生精小管。

睾丸间质　为生精小管之间的疏松结缔组织。

睾丸间质细胞　三五成群分布在睾丸间质中,细胞较大,圆形或多边形,胞质嗜酸性,核圆色浅,分泌雄激素。

生精小管　是精子发生的管道,管壁上皮由生精细胞和支持细胞组成。

1.生精细胞　包括精原细胞、初级精母细胞、次级精母细胞、精子细胞、精子。

2.支持细胞　呈锥形,侧面和游离面嵌有不同发育阶段的生精细胞,起支持和营养作用。

二、附睾

位置:位于睾丸上端和后缘。

形态:呈新月形,分头、体、尾3部。

功能:输送和储存精子,促进精子继续发育成熟。

三、输精管和射精管

输精管:长约 50 cm,为一对壁厚腔小的肌性管道。

结扎部位:位于阴囊内,附睾头至腹股沟管浅环之间。

射精管:由输精管末端与精囊排泄管汇合成,穿前列腺实质,开口于尿道前列腺部。

精索:介于睾丸上端与腹股沟管深环之间的圆索状结构。它由输精管、睾丸动脉、蔓状静脉丛、神经及淋巴管等外包被膜而成。

四、附属腺

分泌物参与组成精液。

精囊:位于膀胱底后方,输精管末端的外侧,为一对长椭圆形的囊状器官。

前列腺:似栗子,上宽下细,后面平坦,正中有前列腺沟。前列腺位于膀胱颈与尿生殖膈之间,后邻直肠壶腹。

尿道球腺:是一对如豌豆大小的器官,位于尿生殖膈内,排泄管开口于尿道球部。

五、阴囊

阴囊被阴囊中隔分为左右两半,皮肤薄而柔软,肉膜可调节阴囊内温度。

六、阴茎

位置:悬于耻骨联合前下方。

分部:分为阴茎根、阴茎体和阴茎头。

结构 $\begin{cases} 海绵体 \begin{cases} 阴茎海绵体 & 两条,位于阴茎的背侧 \\ 尿道海绵体 & 一条,位于阴茎的腹侧,前端膨大成阴茎头,后端膨大成尿道球 \end{cases} \\ 筋膜 \quad 包在海绵体外面 \\ 皮肤 \quad 薄而柔软,富于伸展性,包绕阴茎头形成的双层环形皱襞,称为阴茎包皮。包皮 \\ \qquad 与尿道外口下方之间有包皮系带 \end{cases}$

七、男性尿道

成年男性尿道长 16~22 cm,有排尿和排精的功能,分以下 3 部分:

$\begin{cases} 前列腺部 & 为尿道穿过前列腺的部分,有射精管及前列腺排泄管开口 \\ 膜部 & 为尿道穿过尿生殖膈的部分,短而窄 \\ 海绵体部 & 为尿道通过尿道海绵体的部分,在尿道球部,有尿道球腺的开口。临床上将 \\ & 海绵体部称为前尿道 \end{cases}$ $\}$ 后尿道

3 处狭窄:为尿道内口、尿道膜部、尿道外口(最狭窄)。

两个弯曲 $\begin{cases} 耻骨下弯 & 耻骨联合下方,凸向后下,固定不变 \\ 耻骨前弯 & 耻骨联合前下方,凸向前上,可消除 \end{cases}$

第二节 女性生殖系统

女性内生殖器包括卵巢、输卵管、子宫、阴道及前庭大腺。

一、卵巢

(一)位置和形态

位置:位于盆腔侧壁、髂内外动脉的夹角内。

形态:呈扁卵圆形,分上下两端、前后两缘和内外侧两面。

(二)微细结构

白膜　位于卵巢表面

实质 { 皮质　外周部分,较厚,由结缔组织和不同发育阶段的卵泡构成
　　　 髓质　中央部分,由疏松结缔组织、血管和淋巴管构成

1.卵泡的发育与成熟　卵泡发育是一个连续过程,一般分原始卵泡、生长卵泡和成熟卵泡3个发育阶段。

(1)原始卵泡　位于皮质浅部,体积小,数量多。

初级卵母细胞　为中央一个较大的细胞
卵泡细胞　为周围一层小而扁平的细胞,支持和营养卵母细胞

(2)生长卵泡　是青春期后,在促性腺激素的作用下,由原始卵泡发育而成。

特点:初级卵母细胞体积增大;卵泡细胞增生,由扁平状变为立方形或柱状,由单层变多层;出现透明带、卵泡腔、卵丘、放射冠、卵泡壁、卵泡膜等结构。卵泡壁和卵泡膜细胞合成雌激素。

(3)成熟卵泡　体积显著增大,卵泡壁变薄,并向卵巢表面突出。初级卵母细胞完成第一次成熟分裂,形成1个次级卵母细胞和1个第一极体。

2.排卵　成熟卵泡破裂,次级卵母细胞连同透明带、放射冠、卵泡液自卵巢排出的过程,约在月经周期的第14天。

排出的卵若受精,次级卵母细胞立即完成第二次成熟分裂,形成一个大的卵细胞和一个小的第二极体。排出的卵未受精则退化。

3.黄体的形成和退化　残留在卵巢内的卵泡壁和卵泡膜塌陷,在黄体生成素的作用下发育成黄体,分泌大量孕激素(孕酮)及少量雌激素。

月经黄体　排出的卵未受精,维持两周
妊娠黄体　排出的卵受精,继续发育增大,维持6个月

二、输卵管

位置:位于盆腔内子宫底两侧。

形态:细长弯曲的肌性管道,由内侧向外侧分4部分:输卵管子宫部、输卵管峡(为输卵管结扎的部位)、输卵管壶腹(为受精部位)及输卵管漏斗。输卵管伞是辨认输卵管的标志。

三、子宫

子宫是一壁厚腔小的肌性器官,孕育胎儿和产生月经。

(一)形态

成年未孕子宫,呈前后略扁、倒置的梨形。

分3部 { 子宫底　两侧输卵管子宫口上方的圆凸部分
　　　　 子宫体　底与颈之间的部分
　　　　 子宫颈　下端细圆的部分,分子宫颈阴道上部和子宫颈阴道部

子宫峡　位于子宫体与子宫颈交界的稍狭细处,妊娠时,可逐渐伸展变长

子宫内腔 { 子宫腔　在子宫底、体内,为底朝上,尖朝下,前后扁平的三角形
　　　　　 子宫颈管　在子宫颈内,梭形,上口通子宫腔,下口通阴道称为子宫口

（二）位置

位置：位于小骨盆中央，膀胱和直肠之间，下端接阴道。

姿势：呈前倾前屈位。

$\begin{cases}前倾 \quad 是指子宫与阴道之间形成向前开放的钝角 \\ 前屈 \quad 是指子宫体与子宫颈之间形成向前开放的钝角\end{cases}$

（三）固定装置

固定装置主要有盆底肌和子宫的韧带，它们对子宫有承托、牵拉和固定作用。韧带有：

$\begin{cases}子宫阔韧带 \quad 限制子宫向两侧移动 \\ 子宫圆韧带 \quad 维持子宫前倾 \\ 子宫主韧带 \quad 固定子宫颈，防止子宫脱垂 \\ 骶子宫韧带 \quad 维持子宫前屈位\end{cases}$

（四）子宫壁的微细结构

子宫壁分3层：

$\begin{cases}内膜\begin{cases}单层柱状上皮 \\ 固有层 \quad 为结缔组织，有大量子宫腺，还有螺旋动脉\end{cases} \\ \quad\quad 内膜按功能分\begin{cases}功能层 \quad 厚，位于浅层，周期性脱落和出血，形成月经 \\ 基底层 \quad 薄，位于深层，有修复内膜的功能\end{cases} \\ 肌层 \quad 为较厚的平滑肌 \\ 外膜 \quad 在子宫底、体部为浆膜，其余为纤维膜\end{cases}$

四、阴道

形态：为前后略扁的肌性管道。

位置：位于盆腔内，前邻膀胱底和尿道，后邻直肠，向下穿尿生殖膈，开口于阴道前庭。

阴道穹：为阴道上端包绕子宫颈阴道部形成的环状间隙。阴道穹后部较深，与直肠子宫凹陷相邻，凹陷积液时，可经此进行穿刺引流。

五、前庭大腺

前庭大腺位于阴道口两侧的大阴唇皮下，左右各一，形如豌豆，其排泄管开口于阴道前庭，分泌黏液润滑阴道口。

六、女性外生殖器

女性外生殖器包括阴阜、大阴唇、小阴唇、阴道前庭及阴蒂等。

第三节　乳房和会阴

一、女性乳房

（一）形态和位置

位置：位于胸前部，胸大肌表面。

形态：成年未哺乳的乳房呈半球形，紧张而富有弹性。

（二）结构

乳房由皮肤、乳腺和脂肪组织构成。

乳腺叶:由乳腺组织被脂肪组织分隔而成,共15～20个。

输乳管:每个乳腺叶的排泄管道呈放射状排列,开口于乳头。

乳房悬韧带:是乳腺与皮肤及胸肌筋膜之间的结缔组织束,有支持乳房的作用。

二、会阴

广义的会阴:是指盆膈以下封闭小骨盆下口的所有软组织,呈菱形。会阴以两侧坐骨结节之间的连线为界,分为两个三角区:

$\begin{cases} 尿生殖区 & 位于前方,男性有尿道通过,女性有尿道和阴道通过 \\ 肛区 & 位于后方,中央有肛管通过 \end{cases}$

狭义的会阴:是指肛门与外生殖器之间的软组织。

测 试 题

一、单项选择题

1.男性的内生殖器不包括(　　　)。

　　A.睾丸　　　　　　　　B.附睾　　　　　　　　C.输精管　　　　　　　　D.阴茎

2.能产生精子和分泌雄激素的是(　　　)。

　　A.睾丸　　　　　　　　B.附睾　　　　　　　　C.前列腺　　　　　　　　D.精囊腺

3.睾丸(　　　)。

　　A.上端和后缘紧贴有附睾　　　　　　　　B.表面全部被睾丸鞘膜覆盖

　　C.位于阴囊内,属外生殖器　　　　　　　　D.由生精小管分泌雄激素

4.输精管结扎的常用部位在其(　　　)。

　　A.睾丸后缘　　　　　　　　B.腹股沟管

　　C.盆腔　　　　　　　　D.附睾头平面以上至腹股沟管浅环间

5.射精管(　　　)。

　　A.开口于尿道球部　　　　　　　　B.由输精管末端形成

　　C.斜穿前列腺实质　　　　　　　　D.开口于尿道膜部

6.精子排出体外不经过的是(　　　)。

　　A.输精管　　　　　　　　B.附睾　　　　　　　　C.精囊　　　　　　　　D.射精管

7.前列腺位于(　　　)。

　　A.膀胱与直肠之间　　　　　　　　B.膀胱颈与尿生殖膈之间

　　C.子宫与直肠之间　　　　　　　　D.膀胱颈与盆膈之间

8.精囊(　　　)。

　　A.分泌的淡黄色液体为精液　　　　　　　　B.是一圆形的囊状器官

　　C.排泄管参与合成射精管　　　　　　　　D.位于膀胱底下方

9.尿道球腺（　　　）。
　　A.位于尿生殖膈内　　　　　　　　　　B.开口于尿道膜部
　　C.为蚕豆大小的器官　　　　　　　　　D.分泌物仅能润滑尿道

10.阴茎（　　　）。
　　A.分为阴茎根、体、头　　　　　　　　B.根有尿道外口
　　C.悬于耻骨联合的后下方　　　　　　　D.头固定于耻骨弓

11.男性尿道全长可分为（　　　）3部分。
　　A.前列腺部、膜部和海绵体部　　　　　B.前列腺部、膜部和球部
　　C.前列腺部、球部和海绵体部　　　　　D.前尿道、中尿道和后尿道

12.男性尿道的狭窄分别位于（　　　）。
　　A.尿道内口、球部和尿道外口　　　　　B.前列腺部、膜部和尿道外口
　　C.尿道内口、膜部和尿道外口　　　　　D.前尿道、后尿道和尿道外口

13.男性尿道（　　　）。
　　A.尿道外口周围有括约肌　　　　　　　B.固定不变的弯曲是耻骨下弯
　　C.最狭窄的部位在尿道内口　　　　　　D.仅有排尿的功能

14.男性尿道最狭窄的部位是（　　　）。
　　A.尿道内口　　　　B.尿道膜部　　　　C.尿道外口　　　　D.尿道球部

15.后尿道是尿道的（　　　）。
　　A.海绵体部　　　　B.前列腺部和膜部　　C.前列腺部　　　　D.膜部和海绵体部

16.卵巢属于（　　　）。
　　A.生殖腺　　　　　B.附属腺　　　　　C.输卵管道　　　　D.外生殖器

17.输卵管（　　　）。
　　A.位于盆腔内子宫底两侧　　　　　　　B.借输卵管子宫口通腹膜腔
　　C.是细长弯曲的膜性管道　　　　　　　D.借输卵管腹腔口通子宫腔

18.输卵管结扎的部位常选在（　　　）。
　　A.输卵管子宫部　　B.输卵管壶腹　　　C.输卵管峡　　　　D.输卵管漏斗

19.受精部位常在（　　　）。
　　A.输卵管子宫部　　B.输卵管壶腹部　　C.输卵管漏斗部　　D.输卵管峡部

20.子宫（　　　）。
　　A.是壁薄腔大的肌性器官　　　　　　　B.分为底、体、颈、峡4部分
　　C.呈上下略扁、倒置的梨形　　　　　　D.妊娠时，子宫峡逐渐变长

21.子宫（　　　）。
　　A.下端接阴道　　B.位于小骨盆后部　　C.为腹膜内位器官　　D.呈前倾后屈位

22.子宫前倾是指（　　　）。
　　A.子宫与阴道间形成向前开放的钝角　　B.子宫体与颈间形成向前开放的钝角
　　C.子宫与阴道间形成向后开放的钝角　　D.子宫体与颈间形成向后开放的钝角

23.子宫颈（　　　）。
　　A.分为子宫颈阴道部和子宫颈阴道上部　B.内有呈三角形的子宫腔

解剖学基础学习指导

C.与阴道相通的子宫口都为横裂状 D.开口于阴道前庭

24.维持子宫前倾位的主要韧带是(　　)。

　　A.子宫阔韧带　　　B.子宫主韧带　　　C.子宫圆韧带　　　D.骶子宫韧带

25.能防止子宫脱垂的主要韧带是(　　)。

　　A.子宫圆韧带　　　B.骶子宫韧带　　　C.子宫阔韧带　　　D.子宫主韧带

26.维持子宫前屈位的主要韧带是(　　)。

　　A.子宫阔韧带　　　B.子宫主韧带　　　C.子宫圆韧带　　　D.骶子宫韧带

27.处女膜位于(　　)。

　　A.子宫口的周缘　　B.阴道口的周缘　　C.阴道前庭的周缘　　D.尿道口的周缘

28.狭义的会阴是指(　　)。

　　A.封闭骨盆下口的所有软组织　　　　B.呈菱形的区域

　　C.尿生殖区和肛区所在的区域　　　　D.肛门与外生殖器之间的软组织

29.穿过盆膈的是(　　)。

　　A.尿道　　　　　　B.直肠　　　　　　C.阴道　　　　　　D.肛管

30.初级精母细胞完成第一次成熟分裂后,形成两个(　　)。

　　A.精原细胞　　　　B.次级精母细胞　　C.精子　　　　　　D.精子细胞

31.正常排卵时间约在月经周期的第(　　)。

　　A.1 天　　　　　　B.7 天　　　　　　C.14 天　　　　　　D.28 天

32.子宫内膜(　　)。

　　A.由间皮和固有层组成　　　　　　　B.有子宫腺和螺旋动脉

　　C.深层为功能层　　　　　　　　　　D.浅层为基底层

33.下列关于睾丸的叙述中,错误的是(　　)。

　　A.位于阴囊内　　　　　　　　　　　B.是男性的附属腺体

　　C.呈扁卵圆形　　　　　　　　　　　D.产生精子,分泌雄激素

34.下列关于睾丸间质细胞的叙述中,错误的是(　　)。

　　A.在睾丸间质内　　B.常三五成群分布　C.胞质嗜碱性　　　D.分泌雄激素

35.附睾(　　)。

　　A.是产生精子的器官　　　　　　　　B.是一个球形器官

　　C.分头、体、尾 3 部分　　　　　　　D.贴于膀胱底后方

36.精索内没有(　　)。

　　A.睾丸动脉和蔓状静脉丛　　　　　　B.淋巴管和神经

　　C.射精管　　　　　　　　　　　　　D.输精管

37.男性附属腺不包括(　　)。

　　A.前列腺　　　　　B.附睾　　　　　　C.精囊　　　　　　D.尿道球腺

38.男性尿道(　　)。

　　A.有 3 个弯曲　　　B.长 3~5 cm　　　C.膜部最短　　　　D.有两个狭窄

39.下列关于卵巢的叙述中,错误的是(　　)。

　　A.位于盆腔侧壁,髂内外动脉的夹角内　B.呈球形或者双凹圆盘形

C.分上下端、前后缘和内外侧面　　　　　　D.多次排卵后表面凹凸不平

40.排卵时从卵巢排出的是(　　　)。

　　A.成熟卵细胞　　　B.初级卵母细胞　　　C.次级卵母细胞　　　D.卵泡壁和卵泡膜

41.月经黄体维持的时间是(　　　)。

　　A.4 天左右　　　　B.14 天左右　　　　C.28 天左右　　　　D.6 个月左右

42.下列属于子宫附件的是(　　　)。

　　A.输卵管、卵巢　　B.子宫的韧带　　　C.阴道　　　　　　　D.盆底肌

43.下列关于阴道的叙述中,错误的是(　　　)。

　　A.为前后略扁的肌性管道　　　　　　　　B.开口于尿道外口前上方

　　C.位于盆腔内,子宫下方　　　　　　　　D.前邻膀胱底和尿道,后邻直肠

44.下列关于阴道前庭的叙述中,错误的是(　　　)。

　　A.是小阴唇之间的裂隙　　　　　　　　　B.有尿道外口和阴道口

　　C.有前庭大腺的开口　　　　　　　　　　D.有肛管的开口

45.下列关于阴蒂的叙述中,错误的是(　　　)。

　　A.位于尿道口的前上方　　　　　　　　　B.由 3 条阴蒂海绵体构成

　　C.海绵体前端称为阴蒂头　　　　　　　　D.神经末梢丰富,感觉敏锐

46.下列关于乳房的叙述中,错误的是(　　　)。

　　A.位于胸前部,胸大肌表面　　　　　　　B.输乳管和乳腺叶呈放射状排列

　　C.由皮肤、乳腺和肌肉构成　　　　　　　D.乳房悬韧带有支持乳房的作用

二、判断题

1.睾丸呈扁卵圆形,分上下两端、前后两缘和内外侧两面。　　　　　　　　　　(　　　)

2.输精管是壁厚腔小的肌性管道,活体扪及时,有稍硬的圆索状手感。　　　　(　　　)

3.精索由输精管、蔓状动脉、睾丸静脉丛、神经及淋巴管等外包被膜而成。　　(　　　)

4.精液由大量精子、输精管道、附属腺及前庭大腺的分泌物组成。　　　　　　(　　　)

5.阴茎勃起或将阴茎向上提起时,耻骨下弯可消失。　　　　　　　　　　　　(　　　)

6.男性尿道最狭窄处是尿道外口。　　　　　　　　　　　　　　　　　　　　(　　　)

7.卵巢左右各一,位于盆腔侧壁,髂内外动脉的夹角内。　　　　　　　　　　(　　　)

8.输卵管腹腔口开口于腹膜腔。　　　　　　　　　　　　　　　　　　　　　(　　　)

9.子宫是产生卵子和分泌女性激素的器官。　　　　　　　　　　　　　　　　(　　　)

10.女性腹膜腔可与外界相通。　　　　　　　　　　　　　　　　　　　　　(　　　)

11.在阴道前庭,阴道口位于尿道外口的后下方。　　　　　　　　　　　　　(　　　)

12.乳房皮肤呈"橘皮样"变,为乳腺癌早期体征之一。　　　　　　　　　　　(　　　)

三、填空题

1.男性、女性生殖器都可分为＿＿＿＿＿＿＿＿和＿＿＿＿＿＿＿＿两部分。

2.男性生殖腺是＿＿＿＿＿＿＿＿,有产生＿＿＿＿＿＿＿＿和分泌＿＿＿＿＿＿＿＿的功能。

3.输精管道包括 ＿＿＿＿＿＿＿、＿＿＿＿＿＿＿、＿＿＿＿＿＿＿及 ＿＿＿＿＿＿＿4 部分。

4.睾丸位于＿＿＿＿＿＿＿＿内,左右各一。

5.睾丸呈_____形,分_____两端,_____两缘和_____两面。

6.射精管由_____和_____汇合而成。

7.精索是介于_____与_____之间的圆索状结构。它由_____、_____、_____、神经及淋巴管等外包被膜而成。

8.男性附属腺包括_____、_____和_____。

9.前列腺位于_____与_____之间,后邻_____。

10.阴茎由两条_____和一条_____外包筋膜和皮肤构成。

11.男性尿道有两个弯曲,即_____和_____,恒定不变的是_____。

12.男性尿道有 3 处狭窄,分别是_____、_____和_____。其中,_____最狭窄。

13.临床上把_____和_____称为后尿道。

14.女性内生殖器包括_____、_____、_____及_____。

15.卵巢位于盆腔_____、_____动脉的夹角内。

16.卵巢呈_____形,分_____两端,_____两缘和_____两面。

17.输卵管由内侧向外侧可分为_____、_____、_____及_____ 4 部分。

18.输卵管结扎多在_____进行,手术时辨认输卵管的标志是_____;卵子常在_____受精。

19.子宫位于_____中央,在_____和_____之间,下端接_____。成年女性子宫呈_____位。

20.子宫可分为_____、_____和_____ 3 部分;子宫内腔分为_____和_____两部分。

21.固定子宫的韧带中,限制子宫向两侧移动是_____;维持子宫的前倾位是_____;防止子宫脱垂是_____;维持子宫前屈位是_____。

22.阴道位于_____内,前邻_____和_____,后与_____相邻,向下穿过_____,以阴道口开口于阴道前庭,阴道口在尿道外口_____。

23.乳房位于胸前部_____表面。成年未哺乳的乳房呈_____形。

24.乳房由皮肤、_____和_____组织构成。乳腺叶和输乳管均以乳头为中心呈_____排列。

25.会阴呈菱形,以两侧_____之间的连线为界,将其分为前后两个三角区,前为_____,男性有_____通过,女性有_____和_____通过;后为_____,中央有_____通过。

26.生精小管壁内有不同发育阶段的生精细胞,由基底部至腔面依次是_____、_____、_____、_____及精子。精子的发生大约需要_____天。

27.卵泡可分为＿＿＿＿＿＿＿、＿＿＿＿＿＿＿和＿＿＿＿＿＿＿ 3 个发育阶段。

28.仅维持两周的黄体,称为＿＿＿＿＿＿＿;可维持 6 个月的黄体,称为＿＿＿＿＿＿＿。

29.子宫壁分为＿＿＿＿＿＿＿、＿＿＿＿＿＿＿和＿＿＿＿＿＿＿ 3 层。

四、名词解释题

1.精索　2.子宫附件　3.狭义会阴　4.排卵　5.黄体

五、简答题

1.简述精子排出体外的途径。

2.简述睾丸、卵巢的位置和形态。

3.简述子宫的正常位置及固定装置。

六、问答题

1.试述男性尿道的特点。

2.试述子宫的形态与分部。

第九章

脉管系统

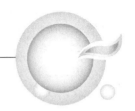

内容提要

1.脉管系统组成

脉管系统 { 心血管系统　心　动脉　静脉　毛细血管

淋巴系统　淋巴管道　淋巴器官　淋巴组织

2.脉管系统功能　物质运输、维持人体内环境稳态、防御、内分泌等。

3.心血管系统

心:是中空的肌性器官,分左右两半。左半心内流动的是动脉血,右半心内流动的是静脉血。心共有4个腔,即左心房、左心室、右心房和右心室。心是脉管系统的动力器官。

动脉:是运送血液离心的一系列血管。

静脉:是运送血液回心的一系列血管。

毛细血管:是小动脉与小静脉之间的微细血管。它是血液与组织之间进行物质交换的场所。

4.血液循环　血液在心血管系统内周而复始地流动。

1)体循环或大循环

途径:左心室→主动脉→主动脉各级分支→全身毛细血管→静脉→右心房。

特点:行程长,范围广。

功能:营养全身的组织细胞,并将代谢产物运回心。

2)肺循环或小循环

途径:右心室→肺动脉干→肺动脉干各级分支→肺泡周围毛细血管→肺静脉→左心房。

特点:行程短,范围窄。

功能:气体交换。

第一节　心血管系统

一、心

(一)位置

心位于胸腔的中纵隔内,约2/3位于人体正中矢状面的左侧,1/3在右侧。心前面大部分被肺和胸膜遮盖,小部分与胸骨体下部和左侧第3—6肋软骨相贴;下方与膈肌相贴;上部连有大血管。心尖搏动位于左侧第5肋间隙,左锁骨中线内侧1~2 cm处。

(二)外形

一尖:心尖。

一底:心底。

两面 { 胸肋面
膈面

三缘 { 右缘　由右心房构成
左缘　主要由左心室构成
下缘　由右心室和心尖构成

三沟 { 冠状沟　是心房和心室在心表面的分界
前室间沟和后室间沟　是左右心室在心表面的分界

(三)心腔结构

心的4个腔中,左右心房之间由房间隔分隔,左右心室之间由室间隔分隔。

1.右心房

{ 3个入口　上腔静脉口、下腔静脉口、冠状窦口
1个出口　右房室口
1个窝　卵圆窝
1个耳　右心耳

2.右心室

{ 1个入口　右房室口,周缘附有三尖瓣
1个出口　肺动脉口,周缘附有肺动脉瓣

3.左心房

{ 4个入口　肺静脉口
1个出口　左房室口
1个耳　左心耳

4.左心室

{ 1个入口　左房室口,周缘附有二尖瓣
1个出口　主动脉口,周缘有主动脉瓣

5.房间隔和室间隔　房间隔为膜性,室间隔分膜部和肌部,前者为缺损常见部位。

(四)心壁的微细结构

心壁分为心内膜、心肌膜、心外膜。

(五)心的传导系统

心的传导系统由特殊分化的心肌细胞构成。

{ 窦房结　位于上腔静脉与右心房交界处前方的心外膜深面,呈长椭圆形,是心起搏点
房室结　位于冠状窦口前上方的心内膜深面,呈扁椭圆形,将窦房结的兴奋传向心室
房室束　分左右束支,最后分为浦肯野纤维分布于心室肌

(六)心的血管

1.动脉

$$\begin{cases}\text{右冠状动脉}\rightarrow\text{后室间支}\rightarrow\text{右心房、右心室、左心室后壁、室间隔后下部、窦房结、房室结}\\\text{左冠状动脉}\begin{cases}\text{前室间支}\rightarrow\text{左心室前壁、右心室前壁的小部分、室间隔前上部}\\\text{旋支}\rightarrow\text{左心房、左心室侧壁、后壁}\end{cases}\end{cases}$$

2.静脉　与动脉伴行,汇合成冠状窦,注入右心房。

（七）心包

$$\begin{cases}\text{纤维心包}\\\text{浆膜心包}\begin{cases}\text{壁层}\\\text{脏层}\end{cases}\text{心包腔}\end{cases}$$

（八）心的体表投影

$$\begin{cases}\text{左上点,在左侧第2肋软骨下缘,距胸骨左缘约 1.2 cm}\\\text{右上点,在右侧第3肋软骨上缘,距胸骨右缘约 1 cm}\\\text{左下点,在左侧第5肋间,左锁骨中线内侧 1~2 cm}\\\text{右下点,在右侧第6胸肋关节处}\end{cases}$$

二、血管

（一）血管概述

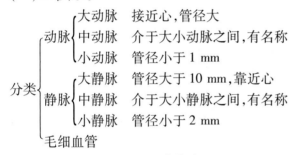

（二）血管壁的微细结构

动脉和静脉的管壁由内向外分为内膜、中膜和外膜。

1.动脉　大、中、小动脉管壁结构的差别,主要在内膜和中膜。

（1）内膜　薄,由内向外分内皮、内皮下层和内弹性膜。中动脉内弹性膜明显,而大动脉和小动脉不明显。

（2）中膜　厚,由平滑肌和弹性纤维构成。大动脉的中膜以弹性纤维为主,弹性大,故大动脉又称弹性动脉。中动脉和小动脉的中膜以环形平滑肌为主,故中小动脉又称肌性动脉。

（3）外膜　由疏松结缔组织构成。

2.静脉　与动脉比较,管径大,管壁薄,3层分界不明显。静脉内膜薄,由内皮和结缔组织构成。中膜稍厚,有分布稀疏的环形平滑肌。外膜厚,由结缔组织构成,内有血管和神经。大静脉的外膜内还有较多的纵行平滑肌。

3.毛细血管 分布广,管腔细,管壁薄,由一层内皮和基膜构成。毛细血管内皮细胞之间有间隙,有的内皮有孔或基膜不完整。肝、脾、骨髓和一些内分泌腺中的毛细血管管腔大,形态不规则,内皮细胞间隙大,又称为血窦。

(三)微循环

微循环是指从微动脉到微静脉之间的血液循环,是血液循环的基本功能单位。它由微动脉、毛细血管前微动脉、中间微动脉、真毛细血管、直捷通路、动静脉吻合及微静脉等组成。

(四)肺循环的血管

1.肺循环的动脉 主干是肺动脉干。它起于右心室,至主动脉弓的下方分为左肺动脉和右肺动脉,经左右肺门入肺,在肺内多次分支,最后形成肺泡周围毛细血管网。

动脉韧带:是肺动脉干分叉处稍左侧与主动脉弓下缘之间的结缔组织索,是胎儿时期的动脉导管闭锁后的遗迹。

2.肺循环的静脉 主干是肺静脉。它起于肺泡周围的毛细血管网,在肺内反复汇合,最后每侧肺各形成两条肺静脉,经肺门出肺。

(五)体循环的动脉

1.分布规律 左右对称;每一大局部有1~2条动脉主干;动脉主干走行于身体深部和四肢屈侧;躯干部动脉分为壁支和脏支;动脉管径的大小与器官的功能相适应。

2.主动脉 是体循环动脉的主干。它起于左心室,分升主动脉、主动脉弓和降主动脉。降主动脉又分为胸主动脉和腹主动脉。腹主动脉又分为左右髂总动脉。主动脉弓发出头臂干、左颈总动脉和左锁骨下动脉。头臂干又分为右颈总动脉和右锁骨下动脉。

3.头颈部动脉 头颈部的动脉主干是左右颈总动脉。颈总动脉在甲状软骨上缘平面分为颈外动脉和颈内动脉。

颈动脉窦:为颈总动脉末端和颈内动脉起始处的膨大,内有压力感受器。

颈动脉小球:是颈总动脉分叉处后方的一扁椭圆形小体,是化学感受器。

(1)颈外动脉 在胸锁乳突肌深面上行至腮腺内,主要分支有甲状腺上动脉、面动脉、颞浅动脉及上颌动脉。

(2)颈内动脉 颈部无分支,在咽的外侧垂直上行,经颈动脉管入颅腔,分布于脑和视器等处。

4.锁骨下动脉和上肢的动脉

1)锁骨下动脉

至第一肋外缘移行为腋动脉。主要分支有椎动脉、胸廓内动脉。

2)上肢的动脉

(1)腋动脉 是上肢动脉主干,在腋窝内走行,至臂部移行为肱动脉。

(2)肱动脉 沿肱二头肌内侧缘下行,至肘窝分为桡动脉和尺动脉。

(3)桡动脉和尺动脉 分别沿前臂前面的桡侧和尺侧下行,经腕部至手掌形成掌浅弓和掌深弓。

(4)掌浅弓和掌深弓 由桡动脉和尺动脉的末端与桡动脉和尺动脉的分支相互吻合而

成,弓上发出分支分布于手掌和手指。

5.胸部的动脉　主干是胸主动脉,发出两种分支。

（1）壁支　主要有肋间后动脉和肋下动脉。

（2）脏支　有支气管支、食管支和心包支。

6.腹部的动脉　主干是腹主动脉,发出两种分支。

（1）壁支　主要有4对腰动脉。

（2）脏支　分成对和不成对两种,成对的有肾动脉和睾丸动脉;不成对的有腹腔干、肠系膜上动脉和肠系膜下动脉。

①肾动脉:约平第1、第2腰椎体高度起于腹主动脉侧壁。

②睾丸动脉:又称精索内动脉,在女性称为卵巢动脉。

③腹腔干:自主动脉裂孔稍下方从腹主动脉前壁发出,分为胃左动脉、肝总动脉和脾动脉,分布于胃、十二指肠、肝、胆囊、脾、胰等。

肝总动脉:分为肝固有动脉和胃十二指肠动脉。肝固有动脉在肝门附近分为左右支,分别进入肝左右叶。

④肠系膜上动脉:自腹腔干稍下方由腹主动脉前壁发出,分布于结肠左曲以上大部分肠管。

⑤肠系膜下动脉:约在第3腰椎平面由腹主动脉前壁发出,分布于降结肠、乙状结肠和直肠上部。其中,分布于直肠上部的分支称为直肠上动脉。

7.髂总动脉　行向外下,至骶髂关节的前方分为髂内动脉和髂外动脉。髂外动脉经腹股沟韧带中点的后方进入股前部,移行为股动脉。

8.盆部的动脉　主干是髂内动脉,发出两种分支。

（1）壁支　有闭孔动脉、臀上动脉和臀下动脉。

（2）脏支　主要有膀胱上、下动脉,直肠下动脉,子宫动脉和阴部内动脉。

9.下肢的动脉　主干是股动脉。

（1）股动脉　在大腿前内下行,进入腘窝,移行为腘动脉。

（2）腘动脉　沿腘窝正中下行,在腘窝下部分为胫前动脉和胫后动脉。

①胫前动脉:在小腿前群肌之间下行,经踝关节前方移行为足背动脉。

②胫后动脉:沿小腿后群肌浅、深两层之间下行,到内踝的后下方,分为足底内侧动脉和足底外侧动脉。

（六）体循环的静脉

静脉特点:

①腔大壁薄,数量多。

②分浅、深两种,浅静脉位于皮下,有独立的名称和走行,是临床上输液、输血、取血、注射和插入导管的部位;深静脉多与同名动脉伴行,静脉的收集范围与伴行动脉的分布范围基本相同。

③吻合多,浅静脉吻合成网,深静脉吻合成丛。

④有静脉瓣,可阻止血液逆流。

体循环的静脉分上腔静脉系、下腔静脉系和心静脉系。

1.上腔静脉系　主干是上腔静脉,收集头颈、上肢和胸部(心除外)的静脉血,注入右心房。

(1)头颈部的静脉　主干是颈内静脉。

①颈内静脉:上端在颈静脉孔处与乙状窦相续,伴颈内动脉和颈总动脉下行,与锁骨下静脉汇合成头臂静脉,汇合处的夹角称为静脉角。

颅内属支收集脑、脑膜、颅骨、视器及前庭蜗器的静脉血。

颅外属支主要收集面部和颈部的部分静脉血。重要的颅外属支有面静脉。

面静脉起自内眦静脉,与面动脉伴行,收集面前部的静脉血。

②颈外静脉:主要收集头皮和面部的静脉血。颈外静脉在胸锁乳突肌表面下行,穿深筋膜注入锁骨下静脉。

(2)上肢的静脉　主干是腋静脉,它向内上走行,在第一肋外侧移行为锁骨下静脉。腋静脉的属支有深浅两种。深静脉与同名动脉伴行,浅静脉主要有:

①手背静脉网:位于手背皮下。

②头静脉:起于手背静脉网的桡侧,沿上肢的前外侧上行,注入腋静脉或锁骨下静脉。

③贵要静脉:起于手背静脉网的尺侧,沿前臂前内侧上行,注入肱静脉或腋静脉。

④肘正中静脉:在肘窝处连于头静脉和贵要静脉之间。

(3)胸部的静脉　主干是奇静脉,奇静脉是沟通上下腔静脉系的一个重要通道。

2.下腔静脉系　主干是下腔静脉,下腔静脉由左右髂总静脉在第4—5腰椎体平面汇合而成,沿腹主动脉右侧上行,穿膈肌的腔静脉孔入胸腔,注入右心房,收集下肢、盆部和腹部的静脉血。

(1)下肢的静脉　下肢的静脉主干是股静脉,股静脉属支分深浅两种。深静脉与同名动脉伴行,浅静脉主要有大隐静脉和小隐静脉。

①大隐静脉:起于足背静脉弓内侧,经内踝前方,沿下肢内侧上行,在腹股沟韧带的下方注入股静脉。

②小隐静脉:起于足背静脉弓外侧,经外踝后方,沿小腿后面上行至腘窝,注入腘静脉。

(2)盆部的静脉　主干是髂内静脉。髂内静脉及其属支与同名动脉伴行,静脉的收集范围与伴行动脉的分布范围基本相同。髂内静脉与髂外静脉汇合成髂总静脉。

(3)腹部的静脉　主干是下腔静脉。间接注入下腔静脉的是肝门静脉。直接注入下腔静脉的属支分壁支和脏支。壁支主要有4对腰静脉,脏支主要有肾静脉、睾丸(卵巢)静脉和肝静脉。

(4)肝门静脉

①组成和收集范围:由肠系膜上静脉和脾静脉在胰头和胰体交界处的后方汇合而成,经肝十二指肠韧带至肝门,分左右两支入肝,收集腹盆腔内大多数不成对器官的静脉血。

②特点:起止端均为毛细血管;腔内无瓣膜。

③主要属支:肠系膜上静脉、脾静脉、肠系膜下静脉、胃左静脉和附脐静脉。

④与上下腔静脉的吻合:

食管静脉丛:位于食管下段壁内,一端汇合成食管静脉入奇静脉,另一端与胃左静脉吻合,构成肝门静脉与上腔静脉之间的吻合。

直肠静脉丛:位于直肠下段壁内,一端借直肠下静脉汇入髂内静脉,另一端与直肠上静脉吻合,构成肝门静脉与下腔静脉之间的吻合。

脐周静脉网:位于脐周皮下组织内,借胸壁和腹壁的静脉分别注入腋静脉和股静脉,构成肝门静脉与上下腔静脉之间的吻合。

第二节　淋巴系统

组成:淋巴管道、淋巴器官和淋巴组织。

功能:滤过淋巴,产生淋巴细胞和抗体,即免疫和防御。

一、淋巴管道

1.毛细淋巴管　起于盲端,吻合成网,分布广泛,比毛细血管管径粗,内皮细胞间有较宽的间隙,通透性大。

2.淋巴管　由毛细淋巴管汇合而成,管壁结构与小静脉相似,但瓣膜多,呈串珠状。

3.淋巴干　由淋巴管汇合而成,有9条,即左右颈干,左右锁骨下干,左右支气管纵隔干,左右腰干和1条肠干。

4.淋巴导管　由淋巴干汇合而成。

(1)胸导管　粗大,在第一腰椎前方由左右腰干和肠干汇合而成,起始部膨大,称为乳糜池。胸导管向上穿主动脉裂孔入胸腔,沿脊柱前方上行至左颈根部,接纳左颈干、左锁骨下干和左支气管纵隔干后,注入左静脉角。胸导管收集人体下半身和左侧上半身的淋巴。

(2)右淋巴导管　由右颈干、右锁骨下干和右支气管纵隔干汇合而成,短小,注入右静脉角。右淋巴导管收集人体右侧上半身的淋巴。

二、淋巴器官

淋巴器官包括淋巴结、脾和胸腺等。

(一)淋巴结

淋巴结为大小不等的扁椭圆形小体,质软,色红。它一侧隆凸,有数条输入淋巴管进入;另一侧凹陷,称为淋巴结门,有输出淋巴管、血管、神经相连。

1.微细结构　表面有被膜,内有小梁构成支架。实质分皮质和髓质。

(1)皮质　分浅层皮质、副皮质区和皮质淋巴窦。

浅层皮质:含淋巴小结及小结间的弥散淋巴组织,主要由B细胞构成,可形成生发中心。

副皮质区:是浅层皮质深面的弥散淋巴组织,主要由T细胞构成。

皮质淋巴窦:壁由一层扁平的内皮细胞构成,窦腔内有星状内皮细胞支撑,巨噬细胞附着于内皮细胞上。

(2)髓质　由髓索和髓窦(髓质淋巴窦)构成。

髓索:为索状淋巴组织,主要含B细胞、浆细胞和巨噬细胞。

髓窦:结构和功能与皮质淋巴窦相似。

淋巴结功能:产生淋巴细胞、过滤淋巴、参与免疫。

2.人体各部主要的淋巴结(略)

(二)脾

1.形态和位置　脾分膈、脏两面,膈面隆凸,与膈相贴;脏面凹陷,中央有脾门。脾位于左季肋区,第9—11肋深面,其长轴与第10肋一致,左肋弓下不能触及。

2.微细结构　表面是被膜,脾内有小梁构成支架。实质分白髓和红髓。

（1）白髓　包括动脉周围淋巴鞘和淋巴小结。

（2）红髓　包括脾索和脾血窦。

3.功能　造血、滤血、储血、参与免疫。

（三）胸腺

形态位置:位于胸骨柄后方,分不对称的左右两叶。

微细结构:实质主要由胸腺上皮细胞和早期T淋巴细胞构成。

功能:分泌胸腺激素、产生和培育T细胞,并向其他淋巴器官输送。

测 试 题

一、单项选择题

1.心(　　　)。

　　A.位于胸腔两肺之间的前纵隔内　　　　　　　　B.约1/3位于人体正中线的左侧

　　C.前面大部分被肺和胸膜遮盖　　　　　　　　　D.前面大部分与胸骨和肋软骨相贴

2.心(　　　)。

　　A.位于前纵隔内　　　　　　　　　　　　　　　B.位于人体正中

　　C.似倒置的圆锥体　　　　　　　　　　　　　　D.尖在上,底在下

3.下列关于心外形的叙述中,错误的是(　　　)。

　　A.似倒置的圆锥体　　　　　　　　　　　　　　B.心底朝向下,心尖朝向上

　　C.心底与出入心的大血管相连　　　　　　　　　D.冠状沟是心房和心室在心表面的分界

4.下列关于心脏的说法中,错误的是(　　　)。

　　A.前面称为胸肋面,下面称为脏面

　　B.冠状沟是心房和心室在心表面的分界

　　C.前后室间沟是左右心室在心表面的分界

　　D.在左侧第5肋间隙,左锁骨中线内侧1~2 cm处,可摸到心尖搏动

5.心脏的(　　　)。

　　A.底与出入心的大血管相连　　　　　　　　　　B.右缘由右心房和右心室构成

　　C.尖朝向上方,底朝向下方　　　　　　　　　　D.心尖搏动在第2肋间隙

6.下列关于心脏的说法中,错误的是(　　　)。

　　A.前面小部分与胸骨体下部和左侧第3—6肋软骨相贴

　　B.下方与膈肌的中心腱相贴

　　C.前面小部分被肺和胸膜遮盖

　　D.前面大部分被肺和胸膜遮盖

7.下列关于心脏的说法中,错误的是(　　)。

　　A.是脉管系统的动力器官　　　　　　　　B.位于胸腔的中纵隔内

　　C.约1/3位于正中线的左侧　　　　　　　D.后方有食管和胸主动脉

8.心脏的卵圆窝位于(　　)。

　　A.房间隔右面下部　　　B.室间隔左面　　　　C.房间隔左面下部　　　D.室间隔右面

9.位于右心房腔内的是(　　)。

　　A.卵圆窝　　　　　　　B.腱索　　　　　　　C.二尖瓣　　　　　　　D.三尖瓣

10.下列不属于右心房的是(　　)。

　　A.卵圆窝　　　　　　　B.肺静脉口　　　　　C.冠状窦口　　　　　　D.下腔静脉口

11.下列不属于右心房的结构是(　　)。

　　A.右心耳　　　　　　　B.冠状窦口　　　　　C.三尖瓣　　　　　　　D.卵圆窝

12.下列关于右心房的说法中,错误的是(　　)。

　　A.有3个入口,1个出口　　　　　　　　　B.向右前方的突出部称为右心耳

　　C.上腔静脉口收集人体上半身静脉血　　　D.冠状窦口收集心壁静脉血

13.右心室(　　)。

　　A.有3个入口,1个出口　　　　　　　　　B.右房室口周缘附有三尖瓣

　　C.右房室口周缘附有二尖瓣　　　　　　　D.三尖瓣阻止血液返流入右心室

14.构成心底大部分的是(　　)。

　　A.右心房　　　　　　　B.右心室　　　　　　C.左心房　　　　　　　D.左心室

15.右心室腔内没有(　　)。

　　A.三尖瓣　　　　　　　B.乳头肌　　　　　　C.腱索　　　　　　　　D.二尖瓣

16.下列关于右心室的说法中,错误的是(　　)。

　　A.右房室口周缘附有三角形的三尖瓣　　　B.三尖瓣游离缘借腱索与乳头肌相连

　　C.三尖瓣阻止血液返流回右心房　　　　　D.肺动脉瓣呈三角形

17.右心室(　　)。

　　A.有3个入口,1个出口　　　　　　　　　B.有右心耳和卵圆窝

　　C.有1个入口,1个出口　　　　　　　　　D.乳头肌与二尖瓣之间连有腱索

18.下列关于肺动脉瓣的说法中,错误的是(　　)。

　　A.与肺动脉壁之间形成开口向上的袋状结构

　　B.位于肺动脉口周缘

　　C.位于左心室

　　D.当心室舒张时,可封闭肺动脉口

19.下列关于左心房的说法中,错误的是(　　)。

　　A.构成心底的大部分　　　　　　　　　　B.有4个肺静脉口

　　C.出口为左房室口　　　　　　　　　　　D.向左前方突出的部分称为左心耳

20.下列关于左心室的说法中,错误的是(　　)。

　　A.左房室口周缘有三尖瓣　　　　　　　　B.左房室口周缘有二尖瓣

　　C.主动脉口周缘有主动脉瓣　　　　　　　D.主动脉瓣形态与肺动脉瓣相似

21. 下列关于左心室的说法中, 错误的是(　　)。

　　A.二尖瓣阻止血液返流入左心房　　　　　　B.二尖瓣游离缘借腱索与乳头肌相连

　　C.二尖瓣阻止血液返流入左心室　　　　　　D.主动脉瓣呈半月形

22. 二尖瓣位于(　　)。

　　A.主动脉口　　　　　　B.肺动脉口　　　　　　C.左房室口　　　　　　D.右房室口

23. 主动脉瓣位于(　　)。

　　A.右心房的入口　　　　B.左心房的出口　　　　C.左心室的入口　　　　D.左心室的出口

24. 营养心的动脉是(　　)。

　　A.左右冠状动脉　　　　B.胸主动脉分支　　　　C.主动脉弓的分支　　　D.胸主动脉

25. 下列关于冠状动脉的说法中, 错误的是(　　)。

　　A.是营养心的动脉　　　　　　　　　　　　　B.右冠状动脉起自升主动脉根部

　　C.右冠状动脉发出前室间支　　　　　　　　　D.左冠状动脉发出前室间支

26. 下列关于冠状动脉的说法中, 正确的是(　　)。

　　A.左冠状动脉分为后室间支和旋支　　　　　　B.左冠状动脉起自主动脉弓

　　C.右冠状动脉分为后室间支和旋支　　　　　　D.左冠状动脉分为前室间支和旋支

27. 下列关于心的传导系统的叙述中, 错误的是(　　)。

　　A.由特殊分化的心肌细胞构成

　　B.窦房结是心的正常起搏点

　　C.窦房结位于上腔静脉与右心房交界处心外膜深面

　　D.房室束直接发出浦肯野纤维

28. 下列关于心包的叙述中, 正确的是(　　)。

　　A.纤维心包下部附着于膈的中心腱　　　　　　B.浆膜心包脏层与纤维心包紧贴

　　C.浆膜心包壁层即心外膜　　　　　　　　　　D.纤维心包在内, 浆膜心包在外

29. 下列关于主动脉的说法中, 错误的是(　　)。

　　A.由右心室发出

　　B.先行向右上方, 继而呈弓形弯向左后方

　　C.经膈肌的主动脉裂孔入腹腔

　　D.在第4腰椎体下缘平面分为左右髂总动脉

30. 主动脉弓右侧发出的第一个分支是(　　)。

　　A.头臂干　　　　　　　B.右颈总动脉　　　　　C.右锁骨下动脉　　　　D.左颈总动脉

31. 主动脉(　　)。

　　A.起于左心室　　　　　　　　　　　　　　　B.沿胸椎和腰椎右侧下行

　　C.在第4腰椎体下缘分为左右髂外动脉　　　　D.经膈肌的食管裂孔入腹腔

32. 主动脉弓直接发出的第二个分支是(　　)。

　　A.头臂干　　　　　　　B.右颈总动脉　　　　　C.左颈总动脉　　　　　D.左锁骨下动脉

33. 大隐静脉(　　)。

　　A.起于足背静脉弓外侧　　　　　　　　　　　B.经外踝后方

　　C.沿小腿后面上升　　　　　　　　　　　　　D.注入股静脉

34.大隐静脉(　　)。
　　A.起于足背静脉弓外侧　　　　　　　　B.经外踝后方
　　C.沿下肢内侧上行　　　　　　　　　　D.在腹股沟韧带下方注入髂外静脉

35.下列关于大隐静脉的说法中,错误的是(　　)。
　　A.起于足背静脉弓内侧　　　　　　　　B.经内踝前方
　　C.沿下肢内侧上行　　　　　　　　　　D.在腹股沟韧带下方注入髂外静脉

36.下列关于小隐静脉的叙述中,正确的是(　　)。
　　A.起于足背静脉弓内侧　　　　　　　　B.经内踝前方
　　C.沿下肢内侧上行　　　　　　　　　　D.注入腘静脉

37.小隐静脉(　　)。
　　A.沿小腿后面上升　　　　　　　　　　B.注入股静脉
　　C.起于足背静脉弓内侧　　　　　　　　D.经内踝前方

38.淋巴器官不包括(　　)。
　　A.脑垂体　　　　　　B.淋巴结　　　　　　C.扁桃体　　　　　　D.脾

39.下列关于脾的说法中,错误的是(　　)。
　　A.位于右季肋区　　　　　　　　　　　B.在第9—11肋深面
　　C.长轴与第10肋一致　　　　　　　　　D.正常时,在左肋弓下不能触及

40.脾(　　)。
　　A.位于右季肋区　　　　　　　　　　　B.在第9—11肋深面
　　C.长轴与第12肋一致　　　　　　　　　D.正常时肋弓下能触及

41.下列不属于心血管系统的是(　　)。
　　A.心和动脉　　　　　B.静脉　　　　　　C.淋巴管　　　　　　D.毛细血管

42.管壁中环形平滑肌最多的血管是(　　)。
　　A.大动脉和大静脉　　B.中动脉和小动脉　　C.中动脉和中静脉　　D.微动脉和微静脉

43.管壁中弹性纤维最多的血管是(　　)。
　　A.大动脉　　　　　　B.中动脉　　　　　　C.小动脉　　　　　　D.微动脉

44.管壁主要由一层内皮和基膜构成的血管是(　　)。
　　A.毛细血管　　　　　B.中动脉　　　　　　C.小动脉　　　　　　D.中静脉

45.直接从主动脉弓发出的分支是(　　)。
　　A.头臂干、左颈总动脉、右颈总动脉　　　B.左颈总动脉、右颈总动脉、右锁骨下动脉
　　C.头臂干、左锁骨下动脉、右颈总动脉　　D.头臂干、左颈总动脉、左锁骨下动脉

46.颈外动脉的分支不包括(　　)。
　　A.甲状腺上动脉　　B.上颌动脉　　　　C.椎动脉和面动脉　　D.颞浅动脉

47.腹主动脉的不成对脏支是(　　)。
　　A.胃左动脉　　　　B.脾动脉　　　　　C.肠系膜上动脉　　　D.肝总动脉

48.在体表不能触及搏动的动脉是(　　)。
　　A.主动脉　　　　　B.桡动脉　　　　　C.肱动脉　　　　　　D.股动脉

49.下列关于下腔静脉的叙述中,错误的是(　　)。

A.由左右髂总静脉汇合而成　　　　　　　B.穿膈肌的腔静脉孔入胸腔

C.收集人体下半身的静脉血　　　　　　　D.沿腹主动脉左侧上行

50.下列关于肝门静脉的叙述中,正确的是(　　　　　)。

A.由脾静脉和肠系膜上静脉汇合而成　　　B.管腔内有静脉瓣

C.收集腹腔内成对器官的静脉血　　　　　D.直接注入下腔静脉

51.下列关于胸导管的叙述中,错误的是(　　　　　)。

A.由左右腰干和肠干汇合而成　　　　　　B.收集人体全身的淋巴

C.起始部常膨大,称为乳糜池　　　　　　D.最终注入左静脉角

52.下列关于腹股沟浅淋巴结的叙述中,正确的是(　　　　　)。

A.位于髂内动脉和髂外动脉周围　　　　　B.位于腹股沟韧带和大隐静脉末端周围

C.收纳整个盆部和下肢的淋巴　　　　　　D.输出淋巴管直接注入髂总淋巴结

二、判断题

1.心位于胸腔的前纵隔内,约2/3位于正中线右侧。　　　　　　　　　　　　　(　　　)

2.心尖的体表投影,在左侧第5肋间隙,左锁骨中线内侧1~2 cm处。　　　　(　　　)

3.心脏的右缘由右心房和右心室构成。　　　　　　　　　　　　　　　　　　(　　　)

4.心脏的尖朝向上方,底朝向下方。　　　　　　　　　　　　　　　　　　　(　　　)

5.心脏的心尖搏动在第2肋间隙。　　　　　　　　　　　　　　　　　　　　(　　　)

6.心脏的底与出入心的大血管相连。　　　　　　　　　　　　　　　　　　　(　　　)

7.右心室腔内没有腱索。　　　　　　　　　　　　　　　　　　　　　　　　(　　　)

8.贵要静脉起自手背静脉网的桡侧,沿上肢的前外侧上行。　　　　　　　　　(　　　)

9.小隐静脉起于足背静脉弓内侧。　　　　　　　　　　　　　　　　　　　　(　　　)

10.大隐静脉起自足背静脉弓内侧,经内踝前方,沿下肢内侧上行,注入股静脉。　(　　　)

11.肝门静脉的属支与上下腔静脉之间重要的吻合有3处,即食管静脉丛、直肠静脉丛和脐周静脉网。　　　　　　　　　　　　　　　　　　　　　　　　　　　　　　(　　　)

三、填空题

1.脉管系统可分为＿＿＿＿＿＿和＿＿＿＿＿＿两部分。

2.心血管系由4部分组成,即＿＿＿＿＿＿＿＿、＿＿＿＿＿＿＿＿、＿＿＿＿＿＿＿＿及＿＿＿＿＿＿＿＿。

3.心尖的体表投影,相当于＿＿＿＿＿＿＿＿＿＿＿＿＿＿＿。

4.心右缘由＿＿＿＿＿＿构成,左缘主要由＿＿＿＿＿＿构成。

5.主动脉以＿＿＿＿＿＿平面分为3段,即＿＿＿＿＿＿、＿＿＿＿＿＿和＿＿＿＿＿＿。

6.降主动脉以膈肌为界分为＿＿＿＿＿＿和＿＿＿＿＿＿。

7.颈外动脉的分支主要有＿＿＿＿＿＿、＿＿＿＿＿＿、＿＿＿＿＿＿及＿＿＿＿＿＿。

8.肱动脉是＿＿＿＿＿＿动脉的延续,沿肱二头肌内侧缘下行至肘窝,分为＿＿＿＿＿＿动脉和＿＿＿＿＿＿动脉。

9.上腔静脉由左右＿＿＿＿＿＿静脉汇合而成,收集＿＿＿＿＿＿、＿＿＿＿＿＿和＿＿＿＿＿＿的静脉血。

10.下腔静脉由左右_____静脉汇合而成,收集_____、_____和_____的静脉血。

11.肘正中静脉是连于_____静脉和_____静脉之间的血管,是药物注射和采血的常用部位。

12.小隐静脉起于足背静脉弓_____侧,经_____后方,沿小腿_____上行,注入_____静脉。

13.贵要静脉起于手背静脉网_____侧,沿前臂_____侧上行,注入_____静脉或_____静脉。

14.头静脉起于手背静脉网_____侧,沿上肢的_____侧上行,注入_____静脉或_____静脉。

15.肝门静脉的属支与上下腔静脉之间重要的吻合有 3 处,即_____、_____和_____。

16.淋巴系统由_____、_____和_____组成。

四、名词解释题

1.卵圆窝 2.室间隔膜部 3.动脉韧带 4.颈动脉窦 5.静脉角

五、简答题

1.试述主动脉的起始和分部。

2.简述大隐静脉的起始、行径和注入部位。

3.试述肝门静脉的组成、收集范围和主要属支。

六、问答题

1.喝下的水,经哪些途径从尿中排出?

2.药物从手背静脉网注入后,经锁骨下静脉,然后再经哪些途径到达左侧面部?

3.从右侧前臂头静脉注入的药物,依次通过哪些途径到达左手掌?

4.药物从手背静脉网注入后,经哪些途径到达肝?

5.从大隐静脉注入的药物,依次通过哪些途径到达脑后部?

6.药物从贵要静脉注入后,经哪些途径到达口腔?

7.从贵要静脉注射的药物,达锁骨下静脉后,依次通过哪些途径到达心壁?

8.从左侧手背静脉网注射的药物,达锁骨下静脉后,依次通过哪些途径到达右手?

第十章

感 觉 器 官

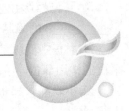

内容提要

第一节 视 器

视器又称眼,由眼球和眼副器组成。

一、眼球

眼球位于眼眶内,近似球形,由眼球壁和内容物组成。

(一)眼球壁

1.外膜 由致密结缔组织构成,厚而坚韧,又称纤维膜。它有支持、保护作用,分角膜和巩膜。

{ 角膜 占外膜的前 1/6,无色透明,无血管,神经丰富,有屈光作用
{ 巩膜 占外膜的后 5/6,呈乳白色

巩膜静脉窦:为巩膜与角膜交界处深面的环形血管。

2.中膜 又称血管膜,富含血管和色素细胞,呈棕黑色,由前向后分为虹膜、睫状体和脉络膜。

{ 虹膜 位于中膜的前部,圆盘形,中央有瞳孔,有瞳孔括约肌和瞳孔开大肌。虹膜角膜角(前房角)为虹膜与角膜交界处的环形夹角
{ 睫状体 位于巩膜内面,是中膜最肥厚的部分,产生房水。睫状肌为平滑肌,可调节晶状体的曲度
{ 脉络膜 位于巩膜内面,营养视网膜和遮光

3.内膜 又称视网膜。

1)视网膜上的结构

(1)视神经盘 在视网膜中央稍偏鼻侧处,圆形白色隆起,无视觉功能,称为生理性盲点。

(2)视网膜中央动、静脉 穿过视神经盘中央分布于视网膜。

(3)黄斑 在视神经盘颞侧约 3.5 mm 稍下方的黄色小斑。

(4)中央凹 为黄斑中央的凹陷,是感光、辨色最敏锐的部位。

解剖学基础学习指导

2）视网膜分层

色素上皮层　位于视网膜外层，为单层矮柱状细胞，能遮光，保护视细胞

神经层　位于视网膜内层，为神经细胞

神经层细胞
- 视细胞
  - 视杆细胞　能感受弱光
  - 视锥细胞　能感受强光和颜色
- 双极细胞　连结视细胞和神经节细胞
- 神经节细胞　其轴突在视神经盘集中形成视神经

（二）眼球内容物

眼球内容物包括房水、晶状体和玻璃体，有屈光作用。

1.房水　是眼房内无色透明的液体，由睫状体产生，有营养角膜和晶状体、维持眼压和折光的作用。

眼房：是角膜和晶状体之间的间隙，被虹膜分为前房和后房，前房和后房借瞳孔相通。

房水循环：睫状体→后房→瞳孔→前房→虹膜角膜角→巩膜静脉窦→眼静脉。

2.晶状体　在虹膜与玻璃体之间，双凸透镜状，无色透明，无血管和神经，富有弹性。

3.玻璃体　在晶状体与视网膜之间，为无色透明的胶状物质，有屈光和支撑视网膜的作用。

二、眼副器

（一）眼睑（略）

（二）结膜

睑结膜　衬覆于睑内面

球结膜　覆盖在眼球前面

结膜穹隆　是睑结膜与球结膜之间的返折部，分结膜上穹和结膜下穹

结膜囊：是眼睑闭合时，整个结膜围成的囊。

（三）泪器

泪腺　位于泪腺窝内，排泄管开口于结膜上穹的外侧。分泌的泪液可湿润角膜，冲洗角膜表面的异物，还有灭菌作用

泪道　包括泪点、泪小管、泪囊及鼻泪管

泪液的排出：泪腺→结膜囊→上下泪点→上下泪小管→泪囊→鼻泪管→下鼻道。

（四）眼球外肌

上睑提肌提上睑。内直肌使瞳孔转向内侧。外直肌使瞳孔转向外侧。上直肌使瞳孔转向上内。下直肌使瞳孔转向下内。上斜肌使瞳孔转向下外。下斜肌使瞳孔转向上外。

三、眼的血管

视网膜中央动脉：穿过视神经盘，营养视网膜。

第二节　前庭蜗器

前庭蜗器（位听器）又称耳。

一、外耳

外耳包括耳郭、外耳道和鼓膜。

1.耳郭　以弹性软骨为支架，表面覆盖皮肤，收集声波。

2.外耳道　是外耳门至鼓膜的弯曲管道,外侧 1/3 为软骨部,内侧 2/3 为骨性部。

3.鼓膜　为椭圆形半透明的薄膜,与外耳道下壁之间呈 45°角。鼓膜的上 1/4 为松弛部;下 3/4 为紧张部。

鼓膜脐:为鼓膜中央向内的凹陷。

光锥:为鼓膜前下部的锥形反光区。

二、中耳

中耳由鼓室、咽鼓管、乳突窦及乳突小房组成。

1.鼓室　是鼓膜与内耳之间的含气小腔,内有听小骨。

鼓室壁
- 上壁　为薄骨板,与颅中窝相邻
- 下壁　为颈静脉壁,与颈内静脉相邻
- 前壁　为颈动脉壁,与颈内动脉相邻。壁上有咽鼓管开口
- 后壁　为乳突壁,与乳突窦和乳突小房相通
- 外侧壁　为鼓膜
- 内侧壁　即内耳外侧壁,有前庭窗和蜗窗

听小骨:有 3 块,即锤骨、砧骨和镫骨。它们以关节相连,可将鼓膜的振动放大,并传向内耳。

2.咽鼓管　是连结鼻咽与鼓室之间的管道,能保持鼓膜内外压力平衡。

小儿咽鼓管:短宽,水平,故咽部的感染易导致中耳炎。

3.乳突小房　是颞骨乳突内互相连通的蜂窝状小腔隙,最大的一个为乳突窦。

三、内耳

内耳又称迷路,位于颞骨岩部内,分骨迷路和膜迷路。

(一)骨迷路

骨迷路是颞骨岩部骨质内复杂的小隧道,内面有膜迷路,骨迷路与膜迷路之间充满外淋巴,骨迷路由前内向后外可分为耳蜗、前庭和骨半规管。

1.骨半规管　为 3 个互相垂直的半环形小管,分前、后、外骨半规管。

2.前庭　呈椭圆形,前部连耳蜗,后部连骨半规管,外侧壁有前庭窗和蜗窗。

3.耳蜗　由蜗螺旋管环绕蜗轴旋转两圈半而成。蜗轴发出骨螺旋板,与蜗管一起将蜗螺旋管分为前庭阶、蜗管、鼓阶。

(二)膜迷路

膜迷路位于骨迷路内,由蜗管、椭圆囊、球囊、膜半规管组成。它们相互连通,充满内淋巴。

四、声波的传导(略)

测 试 题

一、单项选择题

1.在眼角膜内,含有丰富的(　　)。

A.感觉神经末梢　　　B.毛细血管　　　　　C.色素细胞　　　　　D.视细胞

2.下列不属于眼球壁的结构是(　　　)。

　　A.角膜　　　　　　B.晶状体　　　　　　C.睫状体　　　　　D.虹膜

3.下列属于眼球壁中膜结构的是(　　　)。

　　A.巩膜　　　　　　B.角膜　　　　　　　C.虹膜　　　　　　D.视网膜

4.产生房水的主要结构是(　　　)。

　　A.睫状体　　　　　B.晶状体　　　　　　C.泪腺　　　　　　D.玻璃体

5.可调节晶状体曲度的是(　　　)。

　　A.提上睑肌　　　　B.瞳孔开大肌　　　　C.睫状肌　　　　　D.瞳孔括约肌

6.视网膜感光最敏锐的部位是(　　　)。

　　A.视神经盘　　　　B.黄斑　　　　　　　C.中央凹　　　　　D.盲点

7.能感受强光和颜色的是(　　　)。

　　A.双极细胞　　　　B.色素上皮　　　　　C.视锥细胞　　　　D.视杆细胞

8.下列关于晶状体的描述中,错误的是(　　　)。

　　A.位于虹膜后方　　　　　　　　　　　　B.曲度受睫状肌调节

　　C.无色透明,不含血管、神经　　　　　　D.看近物时扁,看远物时凸

9.能使眼球转向下外的为(　　　)。

　　A.上斜肌　　　　　B.下斜肌　　　　　　C.内直肌　　　　　D.外直肌

10.检查成人鼓膜时,应将耳郭拉向(　　　)。

　　A.后下方　　　　　B.后上方　　　　　　C.前上方　　　　　D.前下方

11.鼓膜位于(　　　)。

　　A.中耳内　　　　　B.外耳道内　　　　　C.中耳与内耳之间　D.外耳道与中耳之间

12.鼓室位于(　　　)。

　　A.蝶骨内　　　　　B.颞骨岩部内　　　　C.茎突内　　　　　D.乳突内

13.咽鼓管开口于鼓室(　　　)。

　　A.内侧壁　　　　　B.后壁　　　　　　　C.前壁　　　　　　D.下壁

14.能感受头部旋转变速运动的刺激是(　　　)。

　　A.壶腹嵴　　　　　B.螺旋器　　　　　　C.蜗管　　　　　　D.椭圆囊斑和球囊斑

15.能接受声波的刺激并产生神经冲动是(　　　)。

　　A.椭圆囊斑　　　　B.螺旋器　　　　　　C.壶腹嵴　　　　　D.球囊斑

16.下列不属于表皮的结构为(　　　)。

　　A.基底层　　　　　B.颗粒层　　　　　　C.乳头层　　　　　D.棘层

17.下列关于真皮的叙述中,错误的是(　　　)。

　　A.由上皮组织构成　　　　　　　　　　　B.分为乳头层和网织层

　　C.皮内注射时,药物即注入此层　　　　　D.含较多血管和神经末梢

18.视细胞是指(　　　)。

　　A.视锥细胞和视杆细胞　　　　　　　　　B.节细胞

　　C.双极细胞　　　　　　　　　　　　　　D.色素细胞

19.眼球内容物不包括(　　　)。

A.房水　　　　　　B.玻璃体　　　　　　C.睫状体　　　　D.晶状体

20.下列关于鼓膜的叙述中,正确的是(　　)。

　　A.前上部有光锥　　　　　　　　B.为椭圆形半透明的薄膜

　　C.中心略向外凸　　　　　　　　D.与外耳道下壁之间成90°角

21.下列不属于中耳的是(　　)。

　　A.鼓膜　　　　　　B.咽鼓管　　　　　　C.乳突小房　　　D.鼓室

22.下列不属于位置觉感受器的是(　　)。

　　A.壶腹嵴　　　　　B.螺旋器　　　　　　C.椭圆囊斑　　　D.球囊斑

二、判断题

1.视神经盘是视网膜上感光最敏锐的部位。　　　　　　　　　　　　(　　)

2.角膜有神经末梢而无血管。　　　　　　　　　　　　　　　　　　(　　)

3.螺旋器可感受直线运动的刺激。　　　　　　　　　　　　　　　　(　　)

4.皮内注射是将药物注入真皮浅层内。　　　　　　　　　　　　　　(　　)

三、填空题

1.眼球壁由内向外依次为 _____、_____、_____。

2.眼球壁中膜由前向后分为 _____、_____、_____。

3.眼球有屈光作用的是 _____、_____、_____、_____。

4.感受强光和颜色的细胞是 _____,感受弱光的细胞是 _____。

5.眼内容物包括 _____、_____和 _____。

6.耳分为 _____、_____和 _____。

7.中耳内3块听小骨的名称分别为 _____、_____和 _____。

8.骨迷路由前向后可分为 _____、_____和 _____。

9.真皮可分为 _____和 _____两层。

四、名词解释题

1.虹膜角膜角　　2.视神经盘　　3.黄斑

五、简答题

1.外界光线到达视网膜需依次经过眼的哪些结构?

2.小儿为何易患中耳炎?

六、问答题

1.试述房水的产生部位及其循环途径。

2.试述声波传入及产生听觉的途径(空气传导)。

第十一章

神经系统

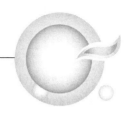

内容提要

一、神经系统在人体中的地位和作用

神经系统是主导、控制和调节人体的系统,体现在:

$$\begin{cases} 使人体各器官、系统的活动互相协调和统一,使人体作为一个整体去活动 \\ 使人体能够适应外界环境的变化,维持机体与外环境之间的平衡和统一 \\ 大脑皮质是思维和意识活动的物质基础,能够主动认识世界和改造世界 \end{cases}$$

二、神经系统的活动方式

神经系统调节人体功能活动的基本方式是反射。反射是机体对各种刺激所做出的反应。反射的物质基础是反射弧。

$$反射弧\begin{cases} 感受器 \\ 传入神经 \\ 反射中枢 \\ 传出神经 \\ 效应器 \end{cases}$$

三、神经系统的区分

$$位置\begin{cases} 中枢神经\begin{cases} 脑 \\ 脊髓 \end{cases} \\ 周围神经\begin{cases} 脑神经 \\ 脊神经 \end{cases} \end{cases}$$

功能和分布 $\begin{cases} 躯体感觉神经 \quad 管理皮肤和运动器官感觉 \\ 躯体运动神经 \quad 管理骨骼肌运动 \\ 内脏感觉神经 \quad 管理内脏、心血管和腺体感觉 \\ 内脏运动神经 \quad 管理内脏、心血管、平滑肌运动和腺体分泌 \begin{cases} 交感神经 \\ 副交感神经 \end{cases} \end{cases}$

四、神经系统的常用术语

灰质:是中枢神经内,由神经元胞体和树突聚集形成的部分,色泽灰暗。大脑和小脑的灰质位于其表层,分别称为大脑皮质和小脑皮质。

白质:是中枢神经内,由大量神经纤维聚集形成的部分,呈白色。

神经核:是中枢神经内,由形态和功能相同的神经元胞体聚集而成的团块状或柱状结构。

神经节:是周围神经内,由形态和功能相同的神经元胞体聚集而成的团块状结构。

纤维束:是中枢神经内,由起止和功能基本相同的神经纤维聚集而成的条索状结构。

神经:是周围神经内,由神经纤维聚集而成的条索状结构。

网状结构:是中枢神经内,由灰质和白质混杂形成的结构。

第一节　中枢神经系统

一、脊髓

(一)位置和外形

1.位置　位于椎管内,上端在枕骨大孔处与脑相连,下端在成人平第1腰椎体下缘,新生儿达第3腰椎下缘。

2.外形　细长,42~45 cm,呈前后略扁的圆柱状。

两个膨大:颈膨大和腰骶膨大。

1个圆锥:脊髓末端缩细称为脊髓圆锥。圆锥向下延续为终丝,附着于尾骨背面。

6条沟裂:前正中裂和后正中沟,左右前外侧沟和后外侧沟。

3.脊髓节段与椎骨序数的关系

脊髓节段:与每对脊神经相连的一段脊髓,称为1个脊髓节段。共31个节段,分别是8个颈节、12个胸节、5个腰节、5个骶节及1个尾节。

脊髓节段与椎骨序数的关系:在发育过程中,脊柱的生长速度比脊髓快,脊髓位置上升,大多数脊髓节段的位置均高于同序数椎骨。

马尾:由于脊髓上升,腰、骶、尾神经的前根和后根在椎管内围绕终丝形成。

(二)脊髓的内部结构

1.灰质

前角(柱):主要由躯体运动神经元的胞体构成,管理骨骼肌运动。

后角(柱):主要由联络神经元胞体构成,传导躯体感觉冲动。

侧角(柱):位于脊髓胸段和腰1—3节段的前后角之间,主要由交感神经元胞体构成,管理内脏、心血管的活动和腺体分泌。

骶副交感神经核:位于脊髓骶段的第2—4节段,在相当于侧角处,由副交感神经元胞体构成,管理内脏、心血管的活动和腺体分泌。

2.脊髓的白质　围绕在灰质的周围。

(1)上行(感觉)纤维束

薄束和楔束:薄束在内侧,楔束在外侧,传导躯干、四肢的意识性本体感觉和精细触觉。来自下半身的神经冲动通过薄束传导,来自上半身(头面部除外)的神经冲动通过楔束传导。

脊髓丘脑束:传导躯干、四肢的痛觉、温度觉、粗触觉和压觉。

(2)下行(运动)纤维束

皮质脊髓束:包括前束和侧束,管理躯干和四肢骨骼肌的随意运动。

红核脊髓束:与皮质脊髓束一起管理肢体远端骨骼肌的运动。

(三)脊髓的功能

1.传导功能(略)

2.反射中枢　主要有膝反射中枢和排便、排尿的低级反射中枢。

二、脑

(一)脑干

1.脑干的外形

(1)腹侧面

延髓:有前正中裂、锥体、锥体交叉、舌下神经、舌咽神经、迷走神经、副神经。

脑桥:有三叉神经、基底沟、延髓脑桥沟、展神经、面神经、前庭蜗神经。

中脑:有大脑脚、脚间窝、动眼神经。

(2)背侧面

延髓和脑桥:有菱形窝、薄束结节、楔束结节。

中脑:有上丘、下丘、滑车神经。

2.脑干的内部结构

1)灰质

脑干内的灰质成团块状,称为神经核。神经核分两类,即脑神经核和非脑神经核。

脑神经核:与脑神经有关,名称大都与相应的脑神经一致,位置大都与相应的脑神经连脑位置相同。脑神经核分躯体感觉核、躯体运动核、内脏感觉核及内脏运动(副交感)核。

非脑神经核:与神经冲动传导有关,如薄束核、楔束核、红核、黑质。

2)白质

(1)上行纤维束

内侧丘系　传导躯干和四肢的意识性本体感觉和精细触觉。

脊髓丘脑束　传导躯干、四肢的痛觉、温度觉、粗触觉和压觉。

三叉丘系　传导头面部的痛觉、温度觉、粗触觉和压觉。

(2)下行纤维束

皮质核束　主要管理头颈部骨骼肌的随意运动。

皮质脊髓束　管理躯干和四肢骨骼肌的随意运动。

3)网状结构(略)

3.脑干的功能

(1)传导功能(略)

(2)反射中枢　有中脑的瞳孔对光反射中枢,脑桥的角膜反射中枢,延髓的调节呼吸和心血管活动的中枢(生命中枢)。

(3)网状结构功能　参与维持大脑皮质觉醒,引起睡眠,调节骨骼肌张力,调节内脏活动。

（二）小脑

1.位置　位于颅后窝。

2.外形　中间缩细，为小脑蚓；两侧膨大为小脑半球；半球下面近枕骨大孔处突出，为小脑扁桃体。

3.内部结构　表层为小脑皮质，深部为髓体，内有数对小脑核。

4.功能　调节肌张力、维持身体平衡、协调运动。

第四脑室：位于延髓、脑桥与小脑之间，底即菱形窝，顶朝向小脑，向下通脊髓中央管，向上与中脑水管相通，向后经正中孔和左、右外侧孔与蛛网膜下隙相通。

（三）间脑

间脑主要由背侧丘脑和下丘脑组成，其内的腔隙称为第三脑室。

1.背侧丘脑　为一对卵圆形灰质团块，又称丘脑。它是全身躯体感觉传导的中继站，也是大脑皮质下的感觉中枢。

内侧膝状体和外侧膝状体：与听觉和视觉冲动的传导有关。

2.下丘脑　包括视交叉、灰结节、乳头体及漏斗，内有视上核和室旁核，分泌加压素和催产素。下丘脑是内分泌活动和内脏活动的皮质下中枢，调节体温、摄食、生殖、水盐平衡及内分泌，以及调节情绪等。

第三脑室：位于间脑正中处，向前经室间孔与侧脑室相通，向下经中脑水管与第四脑室相通。

（四）端（大）脑

端脑由两侧大脑半球组成。两大脑半球之间有大脑纵裂。纵裂底部有连结左右大脑半球的胼胝体。大脑半球与小脑之间有大脑横裂。每侧大脑半球有3个面，即上外侧面、内侧面和下面。

1.大脑半球的外形　大脑半球表面凹凸不平，凹陷处称为脑沟；沟与沟之间的隆起称为脑回。

（1）大脑半球的分叶　每侧大脑半球借外侧沟、中央沟和顶枕沟分为5叶：额叶、顶叶、颞叶、枕叶、岛叶。

（2）大脑半球重要的脑回

上外侧面：有中央前回、额上回、额中回、额下回、中央后回、角回、颞上回、颞横回。

内侧面：有扣带回、海马旁回、钩、边缘叶、中央旁小叶、距状沟。

下面：有嗅束、嗅球。

2.大脑半球的内部结构　表面为皮质，深面为髓质，髓质中有基底核。半球内的腔隙为侧脑室。

（1）大脑皮质功能定位　躯体运动区在中央前回和中央旁小叶前部；躯体感觉区在中央后回和中央旁小叶的后部；视区在枕叶距状沟周围皮质，听区在颞横回；内脏活动区在边缘叶。语言区：运动性语言中枢在额下回后部；书写语言中枢在额中回后部；听觉性语言中枢在颞上回后部；视觉性语言中枢在角回。

（2）基底核　包括豆状核、尾状核、屏状核及杏仁核。豆状核和尾状核合称为纹状体。它维持肌张力和协调肌群运动。

（3）大脑髓质　神经纤维根据起止分为3种：

联络纤维：连结同侧大脑半球各部之间。

连合纤维：连结左右大脑半球之间。

投射纤维：连结大脑皮质与皮质下诸结构。

内囊：为投射纤维位于豆状核、尾状核和背侧丘脑之间的部分，分前肢、膝部和后肢。

（4）侧脑室　左右各一，半环形，借室间孔与第三脑室相交通。

三、脑和脊髓的被膜、血管、脑脊液

（一）脑和脊髓的被膜

脑和脊髓的被膜由外向内依次为硬膜、蛛网膜和软膜，有保护和支持作用。

1.硬膜

（1）硬脊膜　硬脊膜与椎管壁之间的狭窄间隙称硬膜外隙，隙内呈负压，有脊神经根、脂肪、静脉丛和淋巴管等。

（2）硬脑膜

特点：硬脑膜与颅顶骨连结疏松，易于分离；与颅底骨连结紧密，不易分离。

形成物：大脑镰、小脑幕、硬脑膜窦。

2.蛛网膜

特点：薄而透明；跨过脑和脊髓表面的沟和裂；与深面的软膜之间有蛛网膜下隙，充满脑脊液；蛛网膜下隙扩大形成小脑延髓池和终池。

形成物：蛛网膜向上矢状窦内突入，形成蛛网膜粒。

3.软膜

特点：薄而透明；富含血管；紧贴脊髓和脑，并深入沟裂。

形成物：软膜突入脑室，与毛细血管等构成脉络丛，产生脑脊液。

（二）脑和脊髓的血管

（1）脑的动脉　来自颈内动脉和椎动脉。前者供应大脑半球前2/3和部分间脑，后者供应大脑半球后1/3、脑干、小脑和部分间脑。

大脑动脉环：由大脑前动脉及前交通动脉、颈内动脉末端、后交通动脉和大脑后动脉，在下丘脑周围互相吻合形成。

大脑前、中、后动脉的分支分皮质支和中央支。前者供应大脑皮质和髓质浅层，后者供应髓质深部和基底核。

（2）脑的静脉　不与动脉伴行，汇入邻近的硬脑膜窦。

（三）脑脊液及其循环

脑脊液是一种无色透明的液体，充满于脑室、蛛网膜下隙和脊髓中央管内，有营养、保护和运输作用。脑脊液循环途径如下：

左右侧脑室 $\xrightarrow{\text{室间孔}}$ 第三脑室→中脑水管→第四脑室 $\xrightarrow[\text{外侧孔}]{\text{正中孔}}$ 蛛网膜下隙→蛛网膜粒→上矢状窦→…→颈内静脉

（四）血—脑屏障

血—脑屏障位于血液与脑和脊髓的神经细胞之间，由毛细血管内皮、基膜和胶质膜构成。

第二节　周围神经系统

一、脊神经

脊神经共 31 对,计有颈神经 8 对、胸神经 12 对、腰神经 5 对、骶神经 5 对及尾神经 1 对。脊神经组成和分支:

$$\left.\begin{array}{l}内脏运动\\躯体运动\end{array}\right\}前根\left.\begin{array}{l}\\内脏感觉\\躯体感觉\end{array}\right\}后根\right\}脊神经\left\{\begin{array}{l}前支\left\{\begin{array}{l}躯体运动、内脏运动\\躯体感觉、内脏感觉\end{array}\right.\\后支\left\{\begin{array}{l}躯体运动、内脏运动\\躯体感觉、内脏感觉\end{array}\right.\end{array}\right.$$

除第 2—11 胸神经前支外,其余前支形成颈丛、臂丛、腰丛和骶丛。

(一)颈丛

1.组成和位置　颈丛由第 1—4 颈神经前支构成,位于胸锁乳突肌上部深面。

2.分支与分布

(1)皮支　由胸锁乳突肌后缘中点浅出,放射状分布于颈前外侧部、肩部和头后外侧部皮肤。

(2)膈神经　感觉纤维分布于心包、胸膜、膈下腹膜以及肝和胆囊(右侧膈神经);运动纤维支配膈肌。

(二)臂丛

1.组成和位置　由第 5—8 颈神经前支和第 1 胸神经前支部分纤维组成,位于颈根部。

2.分支与分布

(1)肌皮神经　肌支支配肱二头肌,皮支分布于前臂外侧部皮肤。

(2)正中神经　肌支支配前臂桡侧 6 块半屈肌、手掌外侧群肌(鱼际)、手掌中间群肌的少部分;皮支分布于手掌桡侧及桡侧 3 个半指掌面和中、远节指背面的皮肤。

3.尺神经

走行:经尺神经沟。

分布:肌支支配前臂尺侧 1 块半屈肌、手肌内侧群(小鱼际)、中间群肌大部;皮支分布于手掌尺侧及尺侧一个半指、手背尺侧半及尺侧两个半指的皮肤。

4.桡神经

走行:经桡神经沟。

分布:肌支支配臂及前臂后群肌;皮支分布于臂及前臂的背面、手背桡侧半及桡侧两个半指的皮肤。

5.腋神经

走行:绕肱骨外科颈。

分布:肌支支配三角肌;皮支分布于肩部皮肤。

(三)胸神经前支

胸神经前支走行于肋间隙和肋下面,称为肋间神经和肋下神经;支配肋间肌和腹前外侧壁肌,并分布于胸、腹壁皮肤及壁胸膜和壁腹膜。

胸神经前支在胸、腹壁皮肤上有节段性,第 2,4,6,8,10 对胸神经前支的分布区,分别平对胸骨角、男性乳头、剑突、肋弓及脐平面;第12胸神经前支分布于耻骨联合与脐连线中点平面。

（四）腰丛

1.组成和位置　由第12胸神经前支的一部分、第1—3腰神经前支和第4腰神经前支的一部分组成,位于腰大肌后方。

2.主要分支与分布

（1）股神经　肌支支配股肌前群,皮支分布于股前部皮肤、小腿内侧面及足内侧缘皮肤。

（2）闭孔神经　分布于股内侧肌和皮肤。

（五）骶丛

1.组成和位置　由第4腰神经前支的一部分和第5腰神经前支、全部骶神经和尾神经的前支组成,位于盆腔内,梨状肌的前面。

2.主要分支与分布

（1）阴部神经　分布于肛门外括约肌、肛门周围的皮肤和会阴部。

（2）坐骨神经

走行:经梨状肌下缘出盆腔,途经臀大肌深面、坐骨结节与大转子之间、股二头肌深面,到达腘窝,分为胫神经和腓总神经。

分布:大腿肌后群、髋关节、膝关节、小腿和足的肌肉皮肤（小腿内侧面及足内侧缘皮肤除外）。

二、脑神经

脑神经共12对,感觉性神经为Ⅰ,Ⅱ,Ⅷ;运动性神经为Ⅲ,Ⅳ,Ⅵ,Ⅺ,Ⅻ;混合性神经为Ⅴ,Ⅶ,Ⅸ,Ⅹ。

1.嗅神经

纤维:内脏感觉,传导嗅觉冲动。

走行和分布:起自鼻黏膜嗅区,穿过筛孔,止于嗅球。

2.视神经

纤维:躯体感觉,传导视觉冲动。

走行和分布:视网膜节细胞的轴突组成,穿视神经管,入颅中窝形成视交叉,向后延续为视交叉和视束,连于间脑。

3.动眼神经

纤维:躯体运动和内脏运动。

走行和分布:自脚间窝出脑,向前穿海绵窦,经眶上裂入眶。躯体运动纤维支配上直肌、下直肌、内直肌、下斜肌以及提上睑肌;内脏运动纤维支配瞳孔括约肌和睫状肌。

4.滑车神经

纤维:躯体运动。

走行和分布:自中脑背侧面出脑,绕大脑脚,穿海绵窦,经眶上裂入眶,支配上斜肌。

5.三叉神经

纤维:躯体感觉和躯体运动。

走行和分布:躯体感觉神经元胞体形成三叉神经节,胞体发出的周围突组成:

（1）眼神经　为感觉纤维,穿海绵窦和眶上裂入眶,分布于眼球、泪腺、结膜、鼻黏膜和额部、鼻背皮肤。

（2）上颌神经 为感觉纤维,经圆孔出颅,穿眶下裂入眶,经眶下孔出面部,分布于眼裂与口裂之间的皮肤、上颌牙及牙龈、鼻腔和口腔顶部黏膜、上颌窦和硬脑膜等。

（3）下颌神经 为混合性神经,经卵圆孔出颅,运动纤维支配咀嚼肌;感觉纤维分布于口裂以下和耳颞区皮肤,以及下颌牙及牙龈、舌前2/3及口底部黏膜等。

6.展神经

纤维:躯体运动。

走行和分布:自延髓脑桥沟出脑,穿海绵窦经眶上裂入眶,支配外直肌。

7.面神经

纤维:躯体运动、内脏运动和内脏感觉。

走行和分布:在展神经的外侧出脑,经内耳门入内耳道,躯体运动纤维经面神经管全长,经茎乳孔出颅,穿腮腺实质,支配面肌;内脏运动和内脏感觉纤维,在面神经管内分出,前者管理泪腺、舌下腺和下颌下腺的分泌;后者分布于舌前2/3的味蕾。

8.前庭蜗神经

纤维:躯体感觉。

走行和分布:经内耳门入颅腔,在面神经的外侧进入脑桥,前庭神经分布于内耳壶腹嵴、椭圆囊斑和球囊斑,传导平衡觉冲动;蜗神经分布于内耳螺旋器,传导听觉冲动。

9.舌咽神经

纤维:躯体运动、内脏运动和内脏感觉。

走行和分布:自延髓出脑,经颈静脉孔出颅,躯体运动纤维支配咽肌;内脏运动纤维支配腮腺分泌;内脏感觉纤维分布于舌后1/3的味蕾、颈动脉窦和颈动脉小球。

10.迷走神经

纤维:躯体运动、躯体感觉、内脏运动和内脏感觉。

走行和分布:自延髓出脑,经颈静脉孔出颅,随颈部大血管下行入胸腔,随食管进入腹腔,分布于腹部实质性器官、胆囊和结肠左曲以上的消化管。迷走神经在颈、胸部还要发出分支,主要分布于咽喉、气管、支气管、肺及心。其中,内脏运动和内脏感觉纤维主要分布于颈、胸、腹部的脏器;躯体感觉和躯体运动纤维分布于耳郭、外耳道的皮肤,软腭和咽喉肌。迷走神经的主要分支有:

（1）喉上神经 管理声门裂以上喉黏膜感觉和支配环甲肌运动。

（2）颈心支 分布于心肌。

（3）喉返神经 支配除环甲肌以外的喉肌,管理声门裂以下喉黏膜感觉。

11.副神经

纤维:躯体运动。

走行和分布:自延髓出脑,穿颈静脉孔出颅,支配胸锁乳突肌和斜方肌。

12.舌下神经

纤维:躯体运动。

走行和分布:自延髓出脑,穿舌下神经管出颅,支配舌肌。

三、内脏神经

内脏神经是管理内脏器官、心血管和腺体的神经,包括内脏运动神经和内脏感觉神经。

解剖学基础学习指导

（一）内脏运动神经

内脏运动神经在一定程度上不受意识控制，故称自主神经；又因内脏运动神经支配的器官具有体液循环、气体交换等功能，与植物相似，故称植物神经。

1.内脏运动神经与躯体运动神经的区别（见表 11.1）

表 11.1　内脏运动神经与躯体运动神经的区别

项　目	躯体运动神经	内脏运动神经
支配对象	骨骼肌	心肌、平滑肌和腺体
纤维成分	1 种	2 种（交感和副交感），双重支配
神经元数目	1 级神经元	2 级神经元（节前神经元和节后神经元）
分布形式	神经干	神经丛
功能特点	随意	不随意

2.交感神经

（1）低级中枢位置　位于脊髓胸 1 至腰 3 灰质侧角。

（2）换元位置　位于椎旁神经节和椎前神经节。

（3）节前纤维和节后纤维的走行

（4）分布（略）

（5）功能　与人体的运动状态或应激功能有关。

3.副交感神经

（1）低级中枢位置　位于脑干副交感神经核和脊髓骶第 2—4 节段的骶副交感神经核。

（2）换元位置　位于器官旁神经节和器官内神经节。

（3）节前纤维、节后纤维的走行和分布（略）

（4）副交感神经的功能　与人体的安静状态或睡眠状态有关。

交感神经与副交感神经的区别见表 11.2。

表 11.2　交感神经与副交感神经的区别

	低级中枢位置	神经节位置	节前、节后纤维比较	分　布
交感神经	胸 1 至腰 3 灰质侧角	椎旁神经节 椎前神经节	节前纤维较短 节后纤维较长	较为广泛，包括全身汗腺、竖毛肌、血管、心肌、内脏平滑肌和腺体
副交感神经	脑干副交感核 骶髓副交感核	器官旁神经节 器官内神经节	节前纤维较长 节后纤维较短	范围较小，包括心肌及内脏平滑肌、全身腺体（肾上腺髓质除外）

（二）内脏感觉神经

内脏感觉神经在形态结构上大致与躯体感觉神经相同。其特点：

（1）纤维数量少，痛阈较高。

（2）传入途径分散，疼痛定位不准确。

（3）对切割、烧灼不敏感，而对膨胀、牵拉、痉挛、缺血等敏感，可产生较强的疼痛感。

(4)有牵涉性痛现象。

第三节　神经系统的传导通路

神经系统内有两大类传导通路,即感觉(上行)传导通路和运动(下行)传导通路。

一、感觉传导通路

概念:感觉传导通路是将感受器接受的刺激传向大脑皮质,从而产生感觉的一系列神经结构的总称。

(一)躯干、四肢的意识性本体感觉及精细触觉传导通路

本体感觉(深感觉):肌、肌腱及关节的位置觉、运动觉和振动觉。

精细触觉:辨别两点距离及物体表面纹理粗细等的感觉。

本体感觉及精细触觉传导通路由3级神经元组成。

1.组成

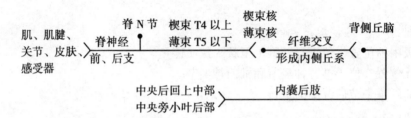

2.特点　3级神经元,两次换元,一次交叉,对侧管理。

(二)痛觉、温度觉和粗触觉传导通路

痛觉、温度觉和粗触觉又称浅感觉。

1.躯干、四肢的痛觉、温度觉和粗触觉传导通路　由3级神经元组成。

(1)组成

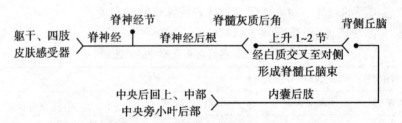

(2)特点　3级神经元,两次换元,一次交叉,对侧管理。

深、浅感觉传导通路区别:第2级神经元胞体位置和纤维交叉位置不同。

2.头面部的痛觉、温度觉及粗触觉传导通路

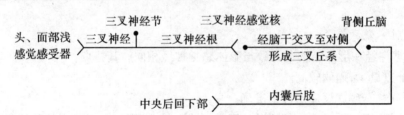

（三）视觉传导通路和瞳孔对光反射传导通路

（1）组成

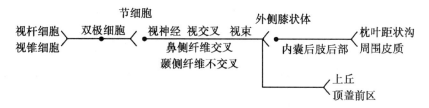

（2）特点　在视交叉，来自两眼视网膜鼻侧半的纤维交叉至对侧，并且走在视交叉的中央，而来自两眼视网膜颞侧半的纤维不交叉，走在视交叉的外侧。视觉传导通路不同部位的损伤，导致不同的视觉障碍。

瞳孔对光反射：是指用光照射一侧瞳孔，引起两侧瞳孔缩小的反应。其中，被光照射的一侧瞳孔缩小，称为直接对光反射；未被光照射的一侧瞳孔缩小，称为间接对光反射。上述现象，是因为视束的少部分纤维止于中脑内的瞳孔对光反射中枢，一侧中枢发出的纤维止于两侧的动眼副核，由动眼副核发出的副交感纤维参与构成动眼神经，支配瞳孔括约肌。

二、运动传导通路

运动传导通路是将大脑皮质发出的神经冲动传达到骨骼肌，使骨骼肌收缩或舒张的一系列神经结构的总称。它包括锥体系和锥体外系。

（一）锥体系

锥体系管理骨骼肌的随意运动。它由上下两级运动神经元构成。上运动神经元胞体位于大脑皮质运动中枢，其轴突组成皮质脊髓束和皮质核束；下运动神经元胞体位于脑干躯体运动核和脊髓灰质前角，其轴突参与组成脑神经和脊神经，支配骨骼肌。

锥体系任何一级神经元损伤，都可造成随意运动障碍（瘫痪）。上运动神经元损伤后，在一定时间内肌肉不萎缩，肌张力增高，深（腱）反射亢进，称为硬瘫；下运动神经元损伤时，会出现肌肉逐渐萎缩，肌张力及各种反射减弱或消失，称为软瘫。

1.皮质脊髓束

（1）组成

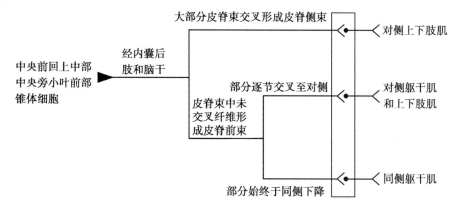

（2）特点　躯干肌受两侧大脑皮质支配,而上下肢肌只受对侧大脑皮质支配。一侧皮质脊髓束在锥体交叉前损伤,主要造成对侧上下肢肌瘫痪,而躯干肌运动无明显影响。

2.皮质核束

（1）组成

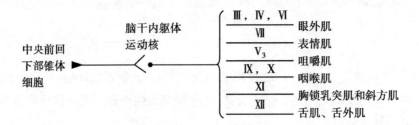

（2）特点　大部分脑干躯体运动核均接受两侧皮质核束的纤维,只有面神经核下半和舌下神经核接受对侧皮质核束的纤维。一侧皮质核束损伤(核上瘫)后,仅有对侧下部面肌和舌肌(颏舌肌)瘫痪;面神经或舌下神经损伤(核下瘫)后,同侧面肌或舌肌(颏舌肌)瘫痪。

（二）锥体外系

概念:是指除锥体系以外的所有的躯体运动传导通路。

组成:由大脑皮质、纹状体、背侧丘脑、小脑、红核、黑质、脑干网状结构及它们之间的纤维组成。

功能:调节肌张力,维持体态姿势和习惯性动作,协调肌群运动,协助锥体系完成精细的随意运动。

测 试 题

一、单项选择题

1.在周围神经内,神经纤维集聚而成的条索状结构,称为(　　)。

　　A.纤维束　　　　　　　B.神经　　　　　　　　C.灰质　　　　　　　　D.白质

2.神经纤维在中枢神经内聚集成(　　)。

　　A.灰质　　　　　　　　B.白质　　　　　　　　C.神经核　　　　　　　D.神经节

3.下列关于脊髓的说法中,错误的是(　　)。

　　A.位于椎管内　　　　　　　　　　　　　　B.上端在枕骨大孔处与脑相连

　　C.下端在成人平第3腰椎体下缘　　　　　　D.呈细长扁圆柱状

4.下列关于脊髓的说法中,错误的是(　　)。

　　A.呈细长扁圆柱状　　　　　　　　　　　　B.颈膨大与下肢功能有关

　　C.下端在成人平第1腰椎体下缘　　　　　　D.脊髓圆锥下端与尾骨背面之间有终丝

5.下列关于脊髓的说法中,错误的是(　　　　)。

    A.表面有 6 条纵贯脊髓全长的沟和裂　　　　B.分为 33 个节段

    C.前外侧沟连有脊神经前根　　　　D.后外侧沟连有脊神经后根

6.成人脊髓下端平对(　　　　)。

    A.第 11 胸椎体下缘　　　　B.第 12 胸椎体下缘

    C.第 1 腰椎体下缘　　　　D.第 2 腰椎体下缘

7.脊髓(　　　　)。

    A.呈圆柱形　　　　B.有 4 个膨大

    C.白质围绕在灰质周围　　　　D.灰质围绕在白质周围

8.下列关于脊髓节段数目的叙述中,错误的是(　　　　)。

    A.颈部 7 节　　　　B.胸部 12 节　　　　C.腰部 5 节　　　　D.尾部 1 节

9.脊髓副交感神经低级中枢位于(　　　　)。

    A.全部骶节段　　　　B.胸 1 至腰 3 灰质侧角

    C.骶第 2—4 节段　　　　D.骶第 1—3 节段

10.下列不属于脑干的是(　　　　)。

    A.延髓　　　　B.脑桥　　　　C.中脑　　　　D.间脑

11.下列属于间脑的结构是(　　　　)。

    A.下丘　　　　B.上丘　　　　C.外侧膝状体　　　　D.胼胝体

12.下列关于小脑的叙述中,错误的是(　　　　)。

    A.位于颅后窝　　　　B.两侧膨大为小脑蚓

    C.半球下面有小脑扁桃体　　　　D.中间缩细为小脑蚓

13.大脑外侧沟内行走的脑动脉是(　　　　)。

    A.大脑中动脉　　　　B.大脑后动脉　　　　C.大脑前动脉　　　　D.基底动脉

14.下列关于硬膜外隙的说法中,错误的是(　　　　)。

    A.与蛛网膜下隙相通　　　　B.内有脊神经根通过

    C.隙内为负压　　　　D.将麻药注入此隙称为硬膜外麻醉

15.硬膜外麻醉是将药物注入(　　　　)。

    A.硬膜外隙　　　　B.小脑延髓池　　　　C.蛛网膜下隙　　　　D.硬脑膜静脉窦

16.内囊的血供来自(　　　　)。

    A.大脑前动脉　　　　B.大脑中动脉　　　　C.大脑后动脉　　　　D.椎动脉

17.脑脊液主要产生于(　　　　)。

    A.脑组织　　　　B.脉络丛　　　　C.神经组织　　　　D.蛛网膜粒

18.延髓(　　　　)。

    A.是脑干最为粗大的部分　　　　B.其内的灰质形成神经核

    C.其内的白质称髓体　　　　D.腹侧面正中有基底沟

19.中脑(　　　　)。

A.由一对大脑脚组成　　　　　　　　　　　B.有视神经相连

C.位于脑干的中部　　　　　　　　　　　　D.背侧面有上丘和下丘

20.形成大脑镰和小脑幕的是(　　　)。

　　A.骨膜　　　　　　　B.硬脑膜　　　　　　C.软膜　　　　　　D.蛛网膜

21.桡神经支配(　　　)。

　　A.臂后群肌　　　　　B.前臂前面皮肤　　　C.手背尺侧半皮肤　D.臂前面皮肤

22.桡神经不支配(　　　)。

　　A.臂肌和前臂肌的后群　　　　　　　　　B.手掌桡侧部皮肤

　　C.臂和前臂后面的皮肤　　　　　　　　　D.手背桡侧半皮肤

23.桡神经不支配(　　　)。

　　A.前臂后群肌　　　　　　　　　　　　　B.手背桡侧半皮肤

　　C.手背桡侧两个半指皮肤　　　　　　　　D.臂前面皮肤

24.尺神经支配(　　　)。

　　A.前臂尺侧半全部屈肌　　　　　　　　　B.手掌桡侧半皮肤

　　C.小鱼际肌　　　　　　　　　　　　　　D.前臂全部屈肌

25.支配肱二头肌的神经是(　　　)。

　　A.正中神经　　　　　B.桡神经　　　　　　C.肌皮神经　　　　D.尺神经

26.支配肱三头肌的神经是(　　　)。

　　A.正中神经　　　　　B.桡神经　　　　　　C.肌皮神经　　　　D.腋神经

27.肱骨中段骨折易损伤的神经是(　　　)。

　　A.肌皮神经　　　　　B.正中神经　　　　　C.尺神经　　　　　D.桡神经

28.出现腕垂时,损伤的神经是(　　　)。

　　A.肌皮神经　　　　　B.桡神经　　　　　　C.尺神经　　　　　D.正中神经

29.坐骨神经支配(　　　)。

　　A.整个小腿和足的肌肉皮肤　　　　　　　B.整个下肢的肌肉和皮肤

　　C.大腿肌后群　　　　　　　　　　　　　D.小腿内侧皮肤

30.坐骨神经不支配(　　　)。

　　A.髋关节和大腿肌后群　　　　　　　　　B.小腿后面的肌和皮肤

　　C.小腿外侧面的肌和皮肤　　　　　　　　D.小腿内侧面及足内侧缘皮肤

31.下列不属于坐骨神经支配的是(　　　)。

　　A.大腿前面的肌肉皮肤　　　　　　　　　B.大腿后面的肌肉

　　C.小腿后面的肌肉皮肤　　　　　　　　　D.足底的肌肉皮肤

32.下列关于坐骨神经行程的说法中,错误的是(　　　)。

　　A.经坐骨结节和股骨大转子之间　　　　　B.在股四头肌深面下行

　　C.在梨状肌下缘出盆腔　　　　　　　　　D.在臀大肌深面下行

33.大脑皮质听觉中枢位于(　　　)。

　　　解剖学基础学习指导

A.额叶　　　　　　　B.顶叶　　　　　　　C.颞叶　　　　　　　D.枕叶

34.脊神经节位于(　　　)。

　　A.脊神经前根　　　B.脊神经后根　　　C.脊神经　　　　　　D.脊神经前支

35.交感神经椎旁神经节位于(　　　)。

　　A.脊神经前根　　　B.脊神经后根　　　C.脊神经　　　　　　D.脊柱的两旁

36.大脑皮质运动中枢位于(　　　)。

　　A.额叶　　　　　　B.顶叶　　　　　　C.颞叶　　　　　　　D.枕叶

37.一侧内囊损伤会造成(　　　)。

　　A.同侧半身躯体感觉和躯体运动障碍　　　B.对侧半身躯体感觉和躯体运动障碍

　　C.同侧半身躯体感觉障碍　　　　　　　　D.对侧半身躯体运动障碍

38.位于颅前窝的是(　　　)。

　　A.脑干　　　　　　B.小脑　　　　　　C.间脑　　　　　　　D.大脑额叶

39.位于颅中窝的是(　　　)。

　　A.脑干　　　　　　B.小脑　　　　　　C.大脑顶叶　　　　　D.大脑颞叶

40.由神经纤维组成的结构是(　　　)。

　　A.胼胝体　　　　　B.神经节　　　　　C.薄束核　　　　　　D.神经核

41.由神经元胞体组成的结构是(　　　)。

　　A.白质　　　　　　B.锥体　　　　　　C.神经核　　　　　　D.胼胝体

42.脑分为4部分,即(　　　)。

　　A.端脑、小脑、间脑、脑干　　　　　　B.小脑、间脑、脑干、丘脑

　　C.端脑、间脑、脑干、丘脑　　　　　　D.端脑、小脑、间脑、丘脑

43.支配前臂伸肌的神经是(　　　)。

　　A.正中神经　　　　B.肌皮神经　　　　C.桡神经　　　　　　D.尺神经

44.脊髓交感神经的低级中枢位于(　　　)。

　　A.全部骶节段　　　　　　　　　　　　B.胸1—腰3灰质侧角

　　C.骶第1—3节段　　　　　　　　　　　D.骶第2—4节段

45.由腰丛发出的神经是(　　　)。

　　A.坐骨神经　　　　B.股神经　　　　　C.臀上神经　　　　　D.臀下神经

46.支配大腿前群肌的神经是(　　　)。

　　A.闭孔神经　　　　B.股神经　　　　　C.坐骨神经　　　　　D.臀上神经

47.脑和脊髓被膜构成的结构不包括(　　　)。

　　A.脊神经节　　　　B.大脑镰　　　　　C.小脑幕　　　　　　D.脉络丛

二、判断题

1.在周围神经内,神经纤维集聚而成的条索状结构,称为神经。　　　　　　　(　　　)

2.脊髓位于椎管内。　　　　　　　　　　　　　　　　　　　　　　　　　(　　　)

3.脊髓上端在枕骨大孔处与脑相连。　　　　　　　　　　　　　　　　　　(　　　)

4.脊髓的下端成人平第 3 腰椎体下缘。   （   ）

5.副交感神经的低级中枢,位于脊髓胸 1 至腰 3 灰质侧角。   （   ）

6.脑干自下而上分延髓、中脑、脑桥 3 部分。   （   ）

7.大脑中央前回管理躯体运动,中央后回管理躯体感觉。   （   ）

8.侧脑室成对,其他脑室不成对。   （   ）

9.大脑分为额叶、顶叶、颞叶、枕叶 4 叶。   （   ）

10.脑和脊髓的被膜由外向内是硬膜、蛛网膜和软膜。   （   ）

11.硬膜外隙有脊神经根通过。   （   ）

12.蛛网膜下隙位于硬膜与蛛网膜之间。   （   ）

13.桡神经仅分布于前臂后面的肌肉和皮肤。   （   ）

14.坐骨神经支配整个小腿和足的肌肉皮肤。   （   ）

15.坐骨神经经坐骨结节和股骨大转子之间下行。   （   ）

16.坐骨神经支配除大腿肌前群外的其余的下肢肌。   （   ）

三、填空题

1.中枢神经包括_____和_____。

2.脊髓位于_____内,上端在_____处与脑相连,下端在成人平第_____腰椎体的下缘。

3.脑可分为_____、_____、_____及_____。

4.脑干自下而上分为_____、_____和_____ 3 部分。

5.每侧大脑半球可分为 5 叶,即_____、_____、_____、_____及_____。

6.脑和脊髓表面包有 3 层被膜,由外向内依次是_____、_____和_____。

7.蛛网膜下隙位于_____和_____之间。

8.蛛网膜下隙的终池大致位于_____与_____之间,通常在第_____棘突或第_____棘突之间行椎管穿刺,抽取脑脊液。

9.硬膜外隙位于_____和_____之间。

10.脊神经共_____对,包括颈神经_____对,胸神经_____对,腰神经_____对,骶神经_____对,尾神经_____对。

11.脊神经由_____和_____组成。前者内含两种纤维,即_____和_____;后者内的两种纤维是_____和_____。

12.脊神经出椎间孔后立即分为_____和_____。

13.分布至手掌面皮肤的神经包括_____和_____;分布至手背面皮肤的神经包括_____和_____。

14.坐骨神经自骶丛发出,经_____下缘出盆腔,途经_____深面,在_____和_____之间下行,在_____稍上方,分为_____和_____,分布至小腿。

15.交感神经的低级中枢位于_____。

16.副交感神经的低级中枢位于_____和_____。

解剖学基础学习指导

四、名词解释题

1.灰质 2.神经节 3.白质 4.神经核 5.纤维束 6.网状结构 7.基底动脉环 8.内囊

五、简答题

1.试比较内脏运动神经与躯体运动神经的主要区别。

2.试比较交感神经与副交感神经的主要区别。

3.说出脑脊液循环的途径。

六、问答题

1.桡神经主要分布于哪些部位？

2.尺神经主要分布于哪些部位？

3.坐骨神经主干经过哪些部位？坐骨神经主要分布于哪些部位？

第十二章

内分泌系统

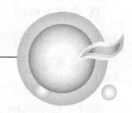

内容提要

组成:内分泌系统由独立的内分泌腺和散在的内分泌细胞组成。

内分泌腺　包括甲状腺、甲状旁腺、肾上腺、垂体和松果体等
内分泌细胞　包括胰腺中的胰岛、睾丸的间质细胞、卵巢的卵泡和黄体、消化道的内分泌
　　　　　　细胞等

第一节　甲状腺

一、甲状腺的形态和位置

形态:呈"H"形,由左右侧叶和峡部构成,峡部可向上伸出锥状叶。

位置:侧叶位于喉和气管颈段的两侧,峡部位于2—4气管软骨的前方,吞咽时,甲状腺可随喉上下移动。

二、微细结构

(一)被膜(略)

(二)小叶

腺实质被分为大小不等的小叶。小叶内有大量滤泡,大小不等,呈圆形或不规则形。

滤泡　壁　由单层立方上皮围成,合成、分泌甲状腺素
　　　腔　充满嗜酸性胶质,为碘化的甲状腺球蛋白

滤泡旁细胞:位于滤泡上皮细胞之间,细胞稍大,着色较淡,分泌降钙素,使血钙浓度降低。

第二节　甲状旁腺

形态位置:呈扁椭圆形,黄豆大小,上下两对,位于甲状腺左右侧叶的背面。

功能:分泌甲状旁腺激素,使血钙升高。

解剖学基础学习指导

第三节　肾上腺

一、位置和形态

肾上腺左右各一,位于肾的上方,肾筋膜内。左侧半月形,右侧三角形。

二、微细结构

(一)皮质

皮质由浅入深分为球状带、束状带和网状带。

1.球状带　细胞排列呈球状,分泌的盐皮质激素主要是醛固酮,能促进肾远曲小管和集合小管重吸收 Na^+ 和排出 K^+。

2.束状带　细胞排列呈条索状,分泌的糖皮质激素主要促使蛋白质和脂肪分解并转变为糖,还有抗炎症、抗过敏、抑制免疫应答等作用。

3.网状带　细胞排列呈条索状,并相互吻合成网,分泌雄激素、少量雌激素和糖皮质激素。

(二)髓质

细胞较大,呈多边形,又称嗜铬细胞,分泌肾上腺素和去甲肾上腺素。嗜铬细胞之间有少量散在的交感神经节细胞。

第四节　垂　体

一、位置和分部

垂体呈椭圆形,位于颅中窝的垂体窝内,借漏斗连于下丘脑。

$$
垂体分部
\begin{cases}
腺垂体 \begin{cases} 远侧部 \\ 结节部 \end{cases} 前叶 \\
\qquad\quad 中间部 \end{cases} 后叶 \\
神经垂体 \begin{cases} 神经部 \\ 漏斗 \end{cases}
\end{cases}
$$

二、微细结构

(一)腺垂体

根据细胞染色不同,分以下 3 类细胞:

1.嗜酸性细胞　数量多,胞质含嗜酸性颗粒。

$$
分泌
\begin{cases}
生长激素 \quad 促进代谢和生长 \begin{cases} 过多→巨人症或肢端肥大症 \\ 不足→侏儒症 \end{cases} \\
催乳激素 \quad 促进乳腺发育和乳汁分泌
\end{cases}
$$

2.嗜碱性细胞　数量少,胞质含嗜碱性颗粒。

$$\text{分泌} \begin{cases} \text{促甲状腺激素 \quad 促进甲状腺素的合成和分泌} \\ \text{促性腺激素 \quad 包括} \begin{cases} \text{卵泡刺激素 \quad 促进女性卵泡发育;促进男性精子生成} \\ \text{黄体生成素} \begin{cases} \text{促进女性排卵和黄体形成} \\ \text{促进男性睾丸间质细胞分泌雄激素} \end{cases} \end{cases} \\ \text{促肾上腺皮质激素 \quad 促进肾上腺皮质分泌糖皮质激素} \end{cases}$$

3.嫌色细胞　数量多,体积小,着色浅,光镜下轮廓不清。

（二）神经垂体

神经垂体由无髓神经纤维和神经胶质细胞组成。

下丘脑视上核和室旁核合成加压素和催产素,沿无髓神经纤维被运输到神经部储存,当机体需要时释放入血。

测 试 题

一、单项选择题

1.下列不属于内分泌腺的是(　　)。

    A.肾上腺　　　　　　　B.甲状腺　　　　　　　C.腮腺　　　　　　　D.垂体

2.下列关于垂体的描述中,错误的是(　　)。

    A.位于垂体窝内　　　　　　　　　　　B.分腺垂体和神经垂体两部分

    C.是成对器官　　　　　　　　　　　　D.与视交叉相邻

3.肾上腺(　　)。

    A.为腹膜内位器官　　　　　　　　　　B.在肾筋膜外面

    C.位于肾脏后方　　　　　　　　　　　D.位于肾的上方

4.肾上腺皮质球状带分泌(　　)。

    A.糖皮质激素　　　　　　　　　　　　B.雄激素和少量雌激素

    C.肾上腺素　　　　　　　　　　　　　D.盐皮质激素

5.肾上腺髓质分泌(　　)。

    A.糖皮质激素　　　　B.盐皮质激素　　　　C.肾上腺素　　　　D.性激素

6.神经垂体储存和释放的激素是(　　)。

    A.生长激素　　　　　　　　　　　　　B.催乳激素

    C.抗利尿激素　　　　　　　　　　　　D.促肾上腺皮质激素

7.腺垂体嗜酸性细胞分泌的激素是(　　)。

    A.催产素　　　　　　　　　　　　　　B.促甲状腺激素

    C.促肾上腺皮质激素　　　　　　　　　D.生长激素

8.腺垂体嗜碱性细胞分泌的激素是( )。

    A.催产素   B.促性腺激素   C.催乳激素   D.生长激素

二、判断题

1.神经垂体有合成加压素和催产素的功能。 ( )

2.甲状腺由左右两叶构成,是成对的内分泌器官。 ( )

3.甲状腺峡部的上缘都有一向上的锥状叶。 ( )

4.左肾上腺呈三角形,右肾上腺呈半月形。 ( )

5.肾上腺皮质网状带的细胞分泌雄激素和少量雌激素。 ( )

三、填空题

1.内分泌系统是由独立的_____与散在的_____组成的。

2.甲状腺峡位于第_____气管软骨的前方。

3.垂体分为前部的_____和后部的_____两部分。

4.胰岛的 A 细胞分泌_____,B 细胞分泌_____。

5.肾上腺位于_____的上端,左肾上腺呈_____形,右肾上腺呈_____形。

四、名词解释题

内分泌腺

五、问答题

1.简述甲状腺的位置、形态及功能。

2.简述肾上腺的形态、位置和功能。

3.简述垂体的形态、位置和分部。

第十三章

人体胚胎学概要

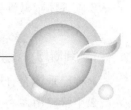

内容提要

（略）

测 试 题

一、单项选择题

1.下列关于受精的叙述中,正确的是(　　)。

　　A.是精子与卵子结合形成受精卵的过程　　　B.是多个精子同时进入一个卵子的过程

　　C.受精部位通常是在子宫颈阴道部　　　　　D.一般发生在排卵后的 72 h 内

2.胚期是指受精至(　　)。

　　A.第 2 周末　　　　　B.第 8 周末　　　　　C.第 10 周末　　　　　D.第 18 周

3.人的胚胎发育过程历时(　　)。

　　A.36 周　　　　　　　B.37 周　　　　　　　C.38 周　　　　　　　D.39 周

4.胎期是指(　　)。

　　A.从受精至出生　　B.从第 3 周至出生　　C.从第 8 周至出生　　D.从第 9 周至出生

5.精子在女性生殖管道内的受精能力一般能保持(　　)。

　　A.12 h　　　　　　　B.1 天　　　　　　　C.2 天　　　　　　　D.3 天

6.胚胎植入是在(　　)。

　　A.卵裂期　　　　　　B.桑葚胚期　　　　　C.胚泡期　　　　　　D.胚盘分化期

7.植入后的子宫内膜称为(　　)。

　　A.基膜　　　　　　　B.胎膜　　　　　　　C.蜕膜　　　　　　　D.绒毛膜

8.前置胎盘是(　　)。

A.胚胎植入部位靠近子宫颈　　　　　　　B.胚胎植入部位靠近输卵管

C.胚胎植入子宫内膜过深　　　　　　　　D.胎儿过大

9.3 胚层胚盘形成是在受精后(　　　)。

　　A.第 1 周末　　　　B.第 2 周末　　　　　C.第 3 周末　　　　D.第 8 周末

10.外胚层、中胚层、内胚层均起源于(　　　)。

　　A.上胚层　　　　　B.下胚层　　　　　　C.胚外中胚层　　　D.胚内中胚层

11.胚盘内中胚层来自(　　　)。

　　A.上胚层　　　　　B.下胚层　　　　　　C.胚外中胚层　　　D.滋养层

12.前神经孔未封闭可导致(　　　)。

　　A.无脑畸形　　　　B.脊髓裂　　　　　　C.畸胎瘤　　　　　D.葡萄胎

13.体节共有(　　　)。

　　A.12 ~ 24 对　　　B.22 ~ 34 对　　　　C.32 ~ 44 对　　　D.42 ~ 44 对

14.葡萄胎发生的原因是(　　　)。

　　A.滋养层细胞过度增生　　　　　　　　B.壁蜕膜细胞过度增生

　　C.基蜕膜细胞过度增生　　　　　　　　D.包蜕膜细胞过度增生

15.胚胎成为圆柱形并初具人形是在受精后(　　　)。

　　A.第 2 周末　　　　B.第 3 周末　　　　　C.第 8 周末　　　　D.第 12 周末

16.正常足月分娩时羊水有(　　　)。

　　A.500 ~ 1 000 mL　B.1 000 ~ 1 500 mL　C.1 500 ~ 2 000 mL　D.2 000 ~ 2 500 mL

17.脐带长度一般约为(　　　)。

　　A.20 cm　　　　　B.30 cm　　　　　　C.40 cm　　　　　D.50 cm

18.构成胎盘的是(　　　)。

　　A.基蜕膜和平滑绒毛膜　　　　　　　　B.包蜕膜和丛密绒毛膜

　　C.壁蜕膜和丛密绒毛膜　　　　　　　　D.基蜕膜和丛密绒毛膜

19.胎盘的绒毛间隙内含(　　　)。

　　A.胎儿血液　　　　　　　　　　　　　B.母体血液

　　C.胎儿血液和母体血液　　　　　　　　D.胎儿血浆和母体血浆

20.人绒毛膜促性腺激素(　　　)。

　　A.促进卵泡生长　　B.促进卵巢排卵　　　C.促进黄体生长发育　　D.松弛子宫平滑肌

21.临床上早期妊娠的辅助诊断,常通过检查孕妇尿中的(　　　)。

　　A.雌激素　　　　　　　　　　　　　　B.孕激素

　　C.人绒毛膜促性腺激素　　　　　　　　D.卵泡刺激素

22.下列关于受精意义的叙述中,错误的是(　　　)。

　　A.启动细胞不断分裂　　　　　　　　　B.决定新个体的遗传性别

　　C.恢复二倍体细胞　　　　　　　　　　D.使新个体具有与父亲完全相同的性状

23.下列关于桑葚胚的叙述中,正确的是 (　　　)。

A.卵裂球数目达 100 个　　　　　　　B.是一个囊泡状的细胞团

C.在输卵管内形成　　　　　　　　　D.在受精后第 5 天形成

24.来源于外胚层的是(　　)。

A.消化道上皮　　　B.脑和脊髓　　　　　C.真皮　　　　　　　　D.心血管

25.来源于中胚层的是(　　)。

A.表皮　　　　　　B.周围神经　　　　　C.真皮　　　　　　　　D.消化腺

26.来源于内胚层的是(　　)。

A.消化道上皮　　　B.骨骼肌　　　　　　C.真皮　　　　　　　　D.血管

27.下列关于绒毛膜的叙述中,正确的是(　　)。

A.与包蜕膜相贴的是丛密绒毛膜　　　　B.与基蜕膜相贴的是平滑绒毛膜

C.由滋养层和羊膜共同组成　　　　　　D.吸收营养物质,排出代谢产物

28.足月胎儿的胎盘(　　)。

A.胎儿面粗糙　　　B.母体面有胎盘小叶　C.母体面光滑　　　　　D.中央薄,周边厚

29.胎盘产生的激素不包括(　　)。

A.卵泡刺激素　　　　　　　　　　　　B.人胎盘催乳素

C.人绒毛膜促性腺激素　　　　　　　　D.雌激素和孕激素

30.下列关于羊水的叙述中,错误的是(　　)。

A.主要由羊膜分泌和吸收　　　　　　　B.含胎儿的代谢产物和脱落的上皮细胞

C.胎儿也要吞饮羊水　　　　　　　　　D.足月分娩时,有 2 500~3 000 mL

二、判断题

1.一个精子进入卵子后,透明带结构发生变化,阻止其他精子再次进入卵子。　　(　　)

2.外胚层、中胚层、内胚层均起源于下胚层。　　　　　　　　　　　　　　(　　)

3.胎膜和胎盘总称衣胞,对胚胎起着营养、保护、呼吸、排泄等作用。　　　　(　　)

4.胎盘屏障能阻止母体血中的大分子物质、药物、病毒、螺旋体和抗体进入胎儿体内。

(　　)

5.抽取羊水做细胞染色体检查和 DNA 分析,可早期诊断某些先天性异常。　　(　　)

三、填空题

1.精子进入卵子后,使_____结构发生变化,阻止其他精子再次进入卵子。

2.胚泡壁由单层细胞构成,称_____;内部的腔称_____;一端的细胞团称_____。

3.植入在受精后_____天开始,到_____天完成,植入的部位通常在_____或_____处。

4.植入后的子宫蜕膜分 3 部分,位于胚泡深面的称_____,位于胚泡表面的称为_____,其余部分称为_____。

四、名词解释题

1.胚泡　2.植入　3.脐带

五、简答题

1.简述受精的定义、部位和意义。

2.简述植入的时间、部位和过程。

基础综合测试题（一）

一、单项选择题（每题 1 分，共 40 分）

1. 人体形态结构、生长发育和功能的基本单位是（　　）。
   A.细胞　　　　　　B.组织　　　　　　C.器官　　　　　　D.系统

2. 下列不属于被覆上皮的特点是（　　）。
   A.细胞多，细胞外基质少　　　　　　B.细胞排列紧密
   C.分游离面和基底面　　　　　　　　D.有血管

3. 下列不属于单层上皮的是（　　）。
   A.内皮　　　　　　　　　　　　　　B.假复层纤毛柱状上皮
   C.变移上皮　　　　　　　　　　　　D.间皮

4. 分布于胃肠道腔面的上皮是（　　）。
   A.假复层纤毛柱状上皮　　　　　　　B.单层柱状上皮
   C.单层立方上皮　　　　　　　　　　D.复层扁平上皮

5. 复层扁平上皮分布于（　　）。
   A.小肠　　　　　　B.子宫　　　　　　C.肛门　　　　　　D.膀胱

6. 腺上皮是指（　　）。
   A.腺体内所有的细胞　　　　　　　　B.能将物质排到细胞外的上皮
   C.凡是有分泌功能的细胞　　　　　　D.专门执行分泌功能的上皮

7. 下列关于骨构造的说法中，错误的是（　　）。
   A.红骨髓有造血功能　　　　　　　　B.髂骨等终生保留红骨髓
   C.骨松质位于骨内部　　　　　　　　D.骨髓全部位于骨髓腔

8. 下列关于骨构造的说法中，错误的是（　　）。
   A.骨膜含丰富的血管、神经　　　　　B.骨膜覆盖整块骨表面
   C.骨膜含丰富的成骨细胞　　　　　　D.骨密质位于骨表面

9. 下列关于关节的说法中，错误的是（　　）。
   A.关节腔内含少量滑液　　　　　　　B.关节囊外层的纤维膜厚而坚韧
   C.关节软骨可减少摩擦　　　　　　　D.关节腔仅仅由关节囊滑膜围成

10. 下列关于椎骨的说法中，错误的是（　　）。
    A.椎弓板发出 7 个突起　　　　　　B.后面的半环状部为椎弓
    C.椎体和椎弓围成椎管　　　　　　D.前面的短圆柱状部为椎体

11. 下列关于脊柱的说法中，错误的是（　　）。
    A.胸椎棘突排列紧密　　　　　　　　B.胸椎棘突呈叠瓦状

C.颈曲、胸曲凸向前   D.腰椎棘突间距大

12.胸廓(　　)。

  A.由 12 块胸椎组成   B.正常成人呈圆桶形

  C.上口较小,下口较大   D.上口由第一胸椎围成

13.下列关于肝的说法中,正确的是(　　)。

  A.右纵沟后部容纳腹主动脉   B.左叶大,右叶小

  C.下面凹凸不平,又称脏面   D.前缘和后缘钝圆

14.下列关于肝的说法中,错误的是(　　)。

  A.前缘钝圆,后缘锐利   B.上面膨隆又称膈面

  C.下面有"H"形的沟   D.右纵沟前部容纳胆囊

15.胆总管(　　)。

  A.由左右肝管合成   B.由胆囊管直接延续而成

  C.由胆囊管与肝管合成   D.由胆囊管和肝总管合成

16.胃底腺主细胞(　　)。

  A.主要分布于腺的颈部   B.胞质呈嗜酸性

  C.细胞较大,呈圆锥形   D.分泌胃蛋白酶原

17.不能进行气体交换的是(　　)。

  A.终末细支气管 B.呼吸性细支气管 C.肺泡管   D.肺泡囊

18.肾小体由(　　)。

  A.肾小囊和血管球组成   B.肾小管起始端膨大而成

  C.肾小管末端膨大而成   D.血管球和结缔组织构成

19.精索内不含有(　　)。

  A.睾丸动脉   B.蔓状静脉丛   C.射精管   D.输精管

20.卵巢(　　)。

  A.位于盆腔后壁,左右髂总动脉之间 B.后缘有血管、淋巴管、神经等出入

  C.位于髂内动脉和髂外动脉的夹角内 D.幼年时体积最大,青春期体积最小

21.排卵一般发生在月经周期的(　　)。

  A.月经期   B.分泌期   C.第 14 天左右 D.第 28 天左右

22.下列关于子宫的说法中,错误的是(　　)。

  A.分为底、体、颈、峡 4 部分   B.下端的细圆部为子宫颈

  C.输卵管子宫口上方为子宫底   D.颈和底之间为子宫体

23.下列关于子宫的说法中,错误的是(　　)。

  A.子宫峡在子宫颈下方   B.子宫腔为前后扁平的三角形

  C.宫口即子宫颈管的下口   D.子宫颈内有梭形的子宫颈管

24.右心房的(　　)。

  A.下腔静脉口与右房室口之间有冠状窦口

  B.右心耳突向右前方

  C.下腔静脉口收集人体上半身静脉血

解剖学基础学习指导

D.出口为肺动脉口

25.下列关于右心室的说法中，错误的是（　　）。

    A.右房室口周缘附着有三尖瓣　　　　　B.乳头肌与三尖瓣游离缘之间连有腱索

    C.三尖瓣阻止血液返流入右心房　　　　D.肺动脉口附着有三角形的肺动脉瓣

26.下列关于左心室的说法中，错误的是（　　）。

    A.左房室口周缘附着有三尖瓣　　　　　B.左房室口周缘附着有二尖瓣

    C.主动脉口周缘有主动脉瓣　　　　　　D.主动脉瓣形态与肺动脉瓣相似

27.下列关于冠状动脉的说法中，正确的是（　　）。

    A.左冠状动脉分为后室间支和旋支　　　B.左右冠状动脉均起于主动脉弓

    C.右冠状动脉分为后室间支和旋支　　　D.左冠状动脉分为前室间支和旋支

28.下列关于主动脉的说法中，错误的是（　　）。

    A.主要由右心室发出

    B.先向右前上方，继而呈弓形弯向左后方

    C.经膈的主动脉裂孔入腹腔

    D.在第四腰椎体下缘平面分为左右髂总动脉

29.大隐静脉（　　）。

    A.起于足背静脉弓外侧　　　　　　　　B.经外踝后方

    C.沿下肢内侧上行　　　　　　　　　　D.注入髂外静脉

30.脾（　　）。

    A.在左肋弓下缘能触及　　　　　　　　B.在第9—11肋深面

    C.长轴与第12肋一致　　　　　　　　　D.位于右季肋区

31.角膜（　　）。

    A.占眼球外膜的前1/3　　　　　　　　　B.无屈光作用

    C.无血管，有神经　　　　　　　　　　D.无神经，有血管

32.视网膜（　　）。

    A.分色素上皮层和神经层　　　　　　　B.正中央处有视神经盘

    C.视杆细胞感受强光和颜色　　　　　　D.中央凹无视觉功能

33.鼓室（　　）。

    A.下壁为颈动脉壁　　　　　　　　　　B.前壁有前庭窗和蜗窗

    C.上壁与颅中窝相邻　　　　　　　　　D.外侧壁与乳突小房相通

34.下列关于脊髓的说法中，错误的是（　　）。

    A.脊髓圆锥下端与尾骨之间有终丝　　　B.颈膨大与下肢功能有关

    C.成人下端平第1腰椎体下缘　　　　　D.是一细长扁圆柱形器官

35.下列关于脊髓的说法中，错误的是（　　）。

    A.上端在枕骨大孔处与脑相连　　　　　B.位于椎管内面

    C.成人下端平第3腰椎体下缘　　　　　D.呈细长扁圆柱形

36.下列关于硬膜外隙的说法中，错误的是（　　）。

    A.是硬脊膜与蛛网膜之间的腔隙　　　　B.有脊神经根通过

C.将药物注入此隙称为硬膜外麻醉　　　D.隙内为负压

37.桡神经支配(　　)。

A.臂后群肌　　　B.前臂前面皮肤　　　C.手背尺侧半皮肤　　D.臂前面皮肤

38.支配肱二头肌的神经是(　　)。

A.正中神经　　　B.桡神经　　　C.肌皮神经　　　D.尺神经

39.坐骨神经不支配(　　)。

A.髋关节　　　　　　　　　　B.整个小腿和足的肌肉、皮肤

C.股后群肌　　　　　　　　　D.小腿后面的肌肉、皮肤

40.肾上腺皮质球状带分泌(　　)。

A.糖皮质激素　　　B.盐皮质激素　　　C.雄激素　　　　D.肾上腺素

二、判断题(每题1分,共20分)

1.光镜下,密集排列的微绒毛可形成纹状缘或刷状缘,能极大地增加细胞的吸收面积。

(　　)

2.骨膜覆盖整块骨表面。(　　)

3.计数椎骨序数的标志是胸骨角。(　　)

4.从前面看脊柱,椎体自上而下逐渐增大,骶骨以下又渐次缩小。(　　)

5.膈肌收缩时,膨隆部下降,胸腔容积扩大,助吸气。(　　)

6.腭扁桃体位于口腔内。(　　)

7.咽位于颈椎前方,上端抵达颅底,下端至第6颈椎体下缘高度与食管相续。(　　)

8.直肠内面有2~3个直肠横襞。(　　)

9.直肠上部肠腔膨大,称为直肠壶腹。(　　)

10.成人肝脏右侧下界超过右肋弓。(　　)

11.胆总管由左右肝管合成。(　　)

12.左右主支气管比较,右主支气管的特点是细、长、水平、异物易坠入。(　　)

13.左肺粗短,右肺狭长。(　　)

14.肺尖经胸廓上口突出到颈根部。(　　)

15.每人有两个胸膜腔。(　　)

16.男性尿道外口最狭窄。(　　)

17.下腔静脉由左右髂总静脉合成,收集人体腹部、盆部和下肢的静脉血。(　　)

18.硬膜外隙有脊神经根通过。(　　)

19.成人脊髓的下端平第3腰椎体下缘。(　　)

20.坐骨神经支配整个小腿和足的肌肉、皮肤。(　　)

三、填空题(每空0.5分,共8分)

1.肋间外肌收缩时可_____肋,助_____气。

2.临床上将口腔至_____之间的消化道,称为上消化道。

3.食管第一狭窄位于食管_____,距中切牙约_____cm。

4.上呼吸道包括_____、_____和_____。

5.左主支气管形态特点是_____,走行较_____。

6.脑位于_____内,可分为大脑、_____、_____及_____。

7.副交感神经的低级中枢位于_____和_____。

四、名词解释题(每题 2 分,共 10 分)

1.内皮　2.关节腔　3.肋弓　4.麦氏点　5.肝门

五、简答题(每题 4 分,共 8 分)

1.试述肩关节的组成、结构特点和运动。

2.试述肝小叶的形态结构。

六、问答题(每题 7 分,共 14 分)

1.喝下的水,经哪些途径后从尿中排出?

2.从手背静脉网注入的药物,经锁骨下静脉后,再经哪些途径到达肝?

基础综合测试题（二）

一、单项选择题（每题1分，共40分）

1. 下列属于扁骨的是（　　）。
   A. 椎骨　　　　　　　B. 肋骨　　　　　　　C. 肱骨　　　　　　　D. 股骨

2. 下列关于骨构造的叙述中，正确的是（　　）。
   A. 骨松质位于骨的表面　　　　　　　B. 骨膜覆盖整块骨表面
   C. 骨膜含丰富的血管、神经　　　　　D. 骨髓全部位于骨髓腔

3. 下列关于关节的叙述中，正确的是（　　）。
   A. 关节面有关节软骨和骨膜覆盖　　　B. 关节囊外层的纤维膜比较薄
   C. 关节腔由关节囊的滑膜层围成　　　D. 关节软骨可减少摩擦，缓冲外力

4. 关节的基本结构不包括（　　）。
   A. 关节面　　　　　　B. 关节软骨　　　　　C. 关节囊　　　　　　D. 关节腔

5. 下列不属于躯干骨的是（　　）。
   A. 椎骨　　　　　　　B. 胸骨　　　　　　　C. 肋　　　　　　　　D. 髋骨

6. 下列关于脊柱的叙述中，正确的是（　　）。
   A. 由31块椎骨构成　　　　　　　　　B. 颈曲、胸曲凸向前
   C. 腰椎棘突水平向后　　　　　　　　D. 胸椎棘突水平向后

7. 胸廓（　　）。
   A. 由12块胸椎、12对肋组成　　　　　B. 上口较小，下口较大
   C. 上口由第一胸椎、第一肋围成　　　D. 下口由肋弓和剑突围成

8. 下列关于上下肢骨位置的叙述中，正确的是（　　）。
   A. 肱骨位于桡、尺骨下方　　　　　　B. 尺骨位于桡骨外侧
   C. 胫骨位于腓骨的内侧　　　　　　　D. 腓骨位于胫骨上方

9. 肩关节的结构特点是（　　）。
   A. 关节囊厚而紧，有韧带增强　　　　B. 肱骨头小，关节盂大而深
   C. 下壁较薄弱，是脱位的常见部位　　D. 关节腔窄小，有肌腱通过

10. 肩关节（　　）。
    A. 由肱骨头和关节盂组成　　　　　　B. 只能作屈伸收展运动
    C. 由肱骨头和肩胛下窝组成　　　　　D. 运动不如髋关节灵活

11. 髋关节的结构特点是（　　）。
    A. 股骨头大，髋臼窝小而浅　　　　　B. 关节囊周围无韧带加强

C.关节囊薄而松,包裹股骨颈　　　　　　D.关节囊内有股骨头韧带

12.髋关节(　　　)。

A.由股骨头和髋臼组成　　　　　　　　　B.关节腔宽大,有韧带通过

C.只能作屈伸收展运动　　　　　　　　　D.运动幅度比肩关节大

13.膝关节的结构特点是(　　)。

A.关节囊厚而紧　　B.关节腔狭小　　　　C.有众多韧带增强　　D.有前后半月板

14.下列关于膈肌的叙述中,错误的是(　　)。

A.有 3 个裂孔　　　　　　　　　　　　　B.分隔胸、腹腔

C.中央为腱膜　　　　　　　　　　　　　D.收缩时助呼气

15.下列属于上消化道的是(　　)。

A.十二指肠　　　　B.空肠　　　　　　　C.回肠　　　　　　　D.盲肠

16.食管的第二狭窄(　　)。

A.位于食管与左主支气管交叉处　　　　　B.位于食管穿膈处

C.距上颌中切牙约 15 cm　　　　　　　　D.距中切牙约 40 cm

17.出入肝门的管道不包括(　　)。

A.肝固有动脉　　　B.肝门静脉　　　　　C.肝总动脉　　　　　D.左右肝管

18.下列关于腹膜的叙述中,错误的是(　　)。

A.属于纤维膜,比较粗糙　　　　　　　　B.薄而光滑,呈半透明状

C.覆盖在腹、盆腔壁内面　　　　　　　　D.覆盖在腹、盆腔脏器表面

19.下列属于下呼吸道的是(　　)。

A.鼻　　　　　　　B.咽　　　　　　　　C.喉　　　　　　　　D.气管

20.下列关于肺的叙述中,正确的是(　　)。

A.位于胸膜腔的内面　　　　　　　　　　B.左肺前缘下部有心切迹

C.右肺分上下两叶　　　　　　　　　　　D.肺尖高出锁骨外侧上方

21.下列关于肺的叙述中,错误的是(　　)。

A.位于胸腔内纵隔的两侧　　　　　　　　B.质地柔软,富有弹性

C.右肺窄长,左肺宽短　　　　　　　　　D.右肺分上、中、下 3 叶

22.肾(　　)。

A.位于腹后壁,脊柱两旁　　　　　　　　B.左侧低,右侧高

C.外侧缘中部凸隆称为肾门　　　　　　　D.为一囊状器官

23.出入肾门的结构不包括(　　)。

A.肾动脉　　　　　B.肾静脉　　　　　　C.神经　　　　　　　D.输尿管

24.膀胱(　　)。

A.尖朝向后上方,底朝向前下方　　　　　B.尖、底之间的大部分区域为膀胱颈

C.充盈时也不高出耻骨联合上缘　　　　　D.大小、形态、位置随充盈程度而改变

25.后尿道是指(　　)。

A.尿道前列腺部　　　　　　　　　　　　B.尿道膜部

C.尿道前列腺部和尿道膜部   D.尿道海绵体部

26.精子排出体外不经过的是(　　)。

    A.输精管   B.附睾   C.精囊   D.射精管

27.男性的附属腺不包括(　　)。

    A.前列腺   B.前庭大腺   C.尿道球腺   D.精囊

28.男性尿道(　　)。

    A.可消失的是耻骨下弯   B.最狭窄的是膜部

    C.有 3 个狭窄两个弯曲   D.后尿道即海绵体部

29.下列关于卵巢的叙述中,错误的是(　　)。

    A.左右各一   B.位于盆腔侧壁   C.呈圆球形   D.分泌女性激素

30.下列关于心的叙述中,错误的是(　　)。

    A.似倒置的圆锥体,上大下小   B.心底朝向下,心尖朝向上

    C.心底与出入心的大血管相连   D.冠状沟是心房与心室在心表面的分界

31.右心房的结构不包括(　　)。

    A.右心耳   B.冠状窦口   C.三尖瓣   D.卵圆窝

32.右心室(　　)。

    A.有 3 个入口,1 个出口   B.右房室口周缘附有三尖瓣

    C.右房室口周缘附有二尖瓣   D.三尖瓣阻止血液返流入右心室

33.主动脉弓从右向左发出的第 1 个分支是(　　)。

    A.头臂干   B.左颈总动脉   C.左锁骨下动脉   D.椎动脉

34.小隐静脉(　　)。

    A.起于足背静脉弓内侧   B.经内踝前方

    C.沿下肢内侧上行   D.注入腘静脉

35.大隐静脉(　　)。

    A.起于足背静脉弓外侧   B.经外踝前方

    C.沿小腿后面上升   D.注入股静脉

36.神经纤维在中枢神经内聚集成(　　)。

    A.灰质   B.白质   C.神经核   D.神经节

37.不属于脑干的是(　　)。

    A.延髓   B.脑桥   C.中脑   D.间脑

38.一侧内囊损伤会造成(　　)。

    A.对侧半身躯体运动障碍   B.对侧半身躯体感觉和躯体运动障碍

    C.同侧半身躯体感觉障碍   D.同侧半身躯体感觉和躯体运动障碍

39.下列不属于桡神经支配的是(　　)。

    A.臂和前臂肌后群   B.手背桡侧半皮肤

    C.臂和前臂后面的皮肤   D.肩部肌肉和皮肤

40.下列不属于坐骨神经支配的是(　　)。

解剖学基础学习指导

A.股前面的肌肉、皮肤　　　　　　　　B.股后面的肌肉

C.小腿后面的肌肉、皮肤　　　　　　　D.足底的肌肉、皮肤

二、判断题（每题 1 分，共 20 分）

1.运动系统由骨、骨连结和骨骼肌组成。　　　　　　　　　　　　　　（　　　）

2.骨主要由骨质、骨膜和骨髓等构成。　　　　　　　　　　　　　　　（　　　）

3.躯干骨包括椎骨、胸骨和肋骨。　　　　　　　　　　　　　　　　　（　　　）

4.肩关节由肱骨头和关节盂组成。　　　　　　　　　　　　　　　　　（　　　）

5.肋间外肌收缩时，降肋，助呼气。　　　　　　　　　　　　　　　　（　　　）

6.膈肌收缩时，膨隆部下降，助呼气。　　　　　　　　　　　　　　　（　　　）

7.食管的第一狭窄距中切牙约 25 cm。　　　　　　　　　　　　　　　（　　　）

8.阑尾根部的体表投影，约在脐与右髂前上棘连线的中、外 1/3 交点处。（　　　）

9.鼻旁窦由骨性鼻旁窦衬以黏膜而成，共有 4 对，都开口于鼻腔。　　（　　　）

10.心位于胸腔的前纵隔内，约 2/3 位于正中线右侧。　　　　　　　　（　　　）

11.在左侧第 5 肋间隙，左锁骨中线内侧 1～2 cm 处，可摸到心尖搏动。（　　　）

12.主动脉弓从右向左发出的第二个分支是右颈总动脉。　　　　　　　（　　　）

13.脑干自下而上分延髓、中脑和脑桥 3 部分。　　　　　　　　　　　（　　　）

14.大脑分为额叶、顶叶、颞叶及枕叶 4 叶。　　　　　　　　　　　　（　　　）

15.副交感神经的低级中枢，位于脊髓胸 1—腰 3 灰质侧角。　　　　　（　　　）

16.吞咽时，甲状腺可随喉上下移动。　　　　　　　　　　　　　　　（　　　）

17.甲状旁腺位于甲状腺左右侧叶的背面。　　　　　　　　　　　　　（　　　）

18.垂体呈三角形，位于颅前窝的垂体窝内。　　　　　　　　　　　　（　　　）

19.受精是指精子与卵子结合形成受精卵的过程。　　　　　　　　　　（　　　）

20.植入是指胚泡逐渐埋入子宫内膜的过程。　　　　　　　　　　　　（　　　）

三、填空题（每空 0.5 分，共 8 分）

1.肋间内肌收缩时，＿＿＿＿＿＿＿＿肋，助＿＿＿＿＿＿＿＿气。

2.胃中等充盈时，大部分位于＿＿＿＿＿＿＿，小部分位于＿＿＿＿＿＿＿。

3.女性尿道外口位于＿＿＿＿＿＿＿＿＿＿＿的前上方。

4.输卵管由外侧向内侧可分为 4 部分，即＿＿＿＿＿＿＿＿、＿＿＿＿＿＿＿＿、＿＿＿＿＿＿＿＿

及＿＿＿＿＿＿＿＿。

5.肝门静脉的属支与上下腔静脉之间重要的吻合有 3 处，即＿＿＿＿＿＿＿＿、＿＿＿＿＿＿＿＿

和＿＿＿＿＿＿＿＿。

6.蛛网膜下隙位于＿＿＿＿＿＿＿＿与＿＿＿＿＿＿＿＿之间。

7.人的胚胎发育过程历时 38 周，其中 1～8 周为＿＿＿＿＿＿＿＿期，9～38 周为

＿＿＿＿＿＿＿＿期。

四、名词解释题（每题 2 分，共 10 分）

1.胸骨角　2.肺门　3.胸膜腔　4.卵圆窝　5.神经核

五、简答题(每题4分,共8分)

1.简述胆汁的产生部位及排出途径。

2.肱骨中段骨折时,容易损伤什么神经? 若损伤此神经,可能影响哪些部位的肌肉和皮肤?

六、问答题(每题7分,共14分)

1.贵要静脉注射的药物,达锁骨下静脉后,依次通过哪些途径到达右侧颞部软组织?

2.药物由大隐静脉输入后,经过哪些途径到达左侧面前部软组织?

基础综合测试题（三）

一、单项选择题（每题 1 分，共 40 分）

1. 骨膜（ ）。
   A. 覆盖在整块骨表面
   B. 无血管、神经和成骨细胞
   C. 由疏松结缔组织构成
   D. 有营养、生长和修复功能

2. 关节腔（ ）。
   A. 腔内无滑液
   B. 是关节囊纤维膜围成的腔隙
   C. 腔内为负压
   D. 是关节囊滑膜围成的腔隙

3. 椎骨的（ ）。
   A. 后部呈短圆柱状，称为椎体
   B. 前部呈半环状，称为椎弓
   C. 椎弓根所围成的孔，称为椎孔
   D. 椎弓板发出 7 个突起

4. 脊柱的生理性弯曲中（ ）。
   A. 颈曲凸向后　　B. 胸曲凸向前　　C. 腰曲凸向前　　D. 骶曲凸向前

5. 胸骨角（ ）。
   A. 平对第 2 肋间隙
   B. 平对第 2 肋软骨
   C. 凸向后方
   D. 在胸骨体与剑突的连结处

6. 胸廓（ ）。
   A. 为前后略扁的圆锥形结构
   B. 上口由第 1 胸椎和第 1 肋围成
   C. 由 12 块胸椎和 12 对肋组成
   D. 下口由第 12 胸椎和第 12 肋围成

7. 下列不属于上消化道的是（ ）。
   A. 食管　　　　　B. 胃　　　　　C. 十二指肠　　　　D. 空肠

8. 下列不参与围成咽峡的是（ ）。
   A. 舌体　　　　　B. 舌根　　　　C. 腭垂　　　　　D. 腭舌弓

9. 腭扁桃体位于（ ）。
   A. 鼻咽　　　　　B. 口咽　　　　C. 喉咽　　　　　D. 口腔

10. 食管的第 2 狭窄距中切牙（ ）。
    A. 15 cm　　　　B. 25 cm　　　C. 40 cm　　　　 D. 50 cm

11. 食管第 3 狭窄距中切牙（ ）。
    A. 15 cm　　　　B. 25 cm　　　C. 40 cm　　　　 D. 50 cm

12. 直肠（ ）。
    A. 在矢状面上有 3 个弯曲
    B. 骶曲凸向前，会阴曲凸向后
    C. 内面有 2~3 个直肠横襞
    D. 上部肠腔膨大，称为直肠壶腹

13.成人肝脏（　　）。

    A.大部分位于左季肋区　　　　　　　　　B.左侧最高点相当于第5肋

    C.右侧下界超过右肋弓　　　　　　　　　D.位置随呼吸运动上下移动

14.下列关于肝形态的描述中，正确的是（　　）。

    A.分上下两缘和前后两面　　　　　　　　B.左纵沟的后部有下腔静脉通过

    C.左纵沟的前部容纳胆囊　　　　　　　　D.肝门有肝管、肝固有动脉、肝门静脉等出入

15.不从肝门出入肝的管道是（　　）。

    A.肝固有动脉　　　B.肝门静脉　　　　　C.肝管　　　　　　　D.下腔静脉

16.下列关于肝外胆道的说法中，错误的是（　　）。

    A.左肝管和右肝管汇合成肝总管　　　　　B.左肝管和右肝管汇合成胆总管

    C.肝总管与胆囊管汇合成胆总管　　　　　D.胆总管与胰管汇合成肝胰壶腹

17.下列属于上呼吸道的是（　　）。

    A.气管　　　　　　B.主支气管　　　　　C.咽　　　　　　　　D.口腔

18.下列不属于上呼吸道的是（　　）。

    A.鼻　　　　　　　B.咽　　　　　　　　C.喉　　　　　　　　D.气管

19.左主支气管与右主支气管相比较，左主支气管（　　）。

    A.较短　　　　　　B.较粗　　　　　　　C.走行较垂直　　　　D.异物不易坠入

20.左右主支气管相比较，右主支气管的特点是（　　）。

    A.较细　　　　　　B.较长　　　　　　　C.走行较水平　　　　D.异物易坠入

21.下列关于肺的叙述中，正确的是（　　）。

    A.右肺前缘下部有心切迹　　　　　　　　B.肺尖到达颈根部

    C.左肺分上、中、下3叶　　　　　　　　D.呈圆锥形，上小下大

22.下列关于肺的叙述中，正确的是（　　）。

    A.肺尖高出锁骨2～3 cm　　　　　　　　B.左肺粗短，右肺狭长

    C.右肺前缘下部有心切迹　　　　　　　　D.右肺分两叶，左肺分3叶

23.下列关于肺的叙述中，错误的是（　　）。

    A.左肺前缘下部有心切迹　　　　　　　　B.肺尖不高出锁骨内侧上方

    C.内侧面的中央有肺门　　　　　　　　　D.右肺宽短，左肺窄长

24.下列关于肾位置的说法中，正确的是（　　）。

    A.位于腹后壁，脊柱的两旁　　　　　　　B.右肾比较高，左肾比较低

    C.第12肋斜过左肾后方的上部　　　　　　D.右肾上端平第4胸椎体下缘

25.下列关于肾形态的说法中，错误的是（　　）。

    A.分上下两端、前后两面和内外两缘

    B.外侧缘中部凹陷，称为肾门

    C.肾门向肾实质内凹陷而形成的腔，称为肾窦

    D.右侧肾蒂较左侧肾蒂短

26.男性尿道（　　）。

    A.最狭窄处是尿道内口　　　　　　　　　B.可消除的是耻骨下弯

解剖学基础学习指导

C.有 3 个弯曲,2 个狭窄   D.前尿道即尿道海绵体部

27.下列关于男性尿道的说法中,错误的是(   )。

    A.尿道外口最狭窄   B.有 3 个狭窄和两个弯曲

    C.耻骨下弯可消除   D.分前列腺部、膜部和海绵体部

28.限制子宫向两侧移动的是(   )。

    A.子宫阔韧带   B.子宫圆韧带   C.子宫主韧带   D.骶子宫韧带

29.下列关于子宫的叙述中,错误的是(   )。

    A.位于盆腔中央,膀胱和直肠之间   B.下部细圆的部分为子宫颈

    C.前倾是子宫体与子宫颈之间的夹角   D.分为子宫底、子宫体和子宫颈

30.下列关于子宫的说法中,正确的是(   )。

    A.可分为底、体、颈、管 4 部分   B.输卵管子宫口上方为子宫颈

    C.子宫颈管下口称为子宫口,通向阴道   D.位于膀胱前方,呈前倾前屈位

31.防止子宫脱垂的韧带主要是(   )。

    A.子宫主韧带   B.子宫阔韧带   C.子宫圆韧带   D.骶子宫韧带

32.心(   )。

    A.位于胸腔两肺之间的前纵隔内   B.约 1/3 位于人体正中线的左侧

    C.前面大部分被肺和胸膜遮盖   D.前面大部分与胸骨和肋软骨相邻

33.心脏的(   )。

    A.尖朝向上方,底朝向下方   B.心尖搏动在第 2 肋间隙

    C.底与出入心的大血管相连   D.右缘由右心房和右心室构成

34.位于右心房腔内的是(   )。

    A.卵圆窝   B.腱索   C.二尖瓣   D.三尖瓣

35.营养心的动脉是(   )。

    A.左右冠状动脉   B.胸主动脉的分支   C.主动脉弓的分支   D.胸主动脉

36.主动脉弓从右向左发出的第 3 个分支是(   )。

    A.头臂干   B.右颈总动脉   C.左锁骨下动脉   D.左颈总动脉

37.在周围神经内,由神经纤维聚集而成的条索状结构,称为(   )。

    A.灰质   B.白质   C.纤维束   D.神经

38.下列关于脊髓位置的说法中,错误的是(   )。

    A.位于椎管内,脑的下方   B.上端在枕骨大孔处与脑相连

    C.成人下端平第 1 腰椎体下缘   D.新生儿下端平第 1 腰椎体下缘

39.尺神经支配(   )。

    A.前臂尺侧 1 块半屈肌   B.手掌桡侧半皮肤

    C.前臂桡侧 6 块半屈肌   D.手背桡侧半皮肤

40.下列关于坐骨神经行程的说法中,错误的是(   )。

    A.经梨状肌下缘出盆腔   B.途经臀大肌的深面

    C.经坐骨结节与股骨大转子之间   D.途经股四头肌深面

二、判断题(每题1分,共20分)

1.膝关节由股骨下端和胫骨、腓骨上端组成。 （ ）
2.腹前外侧壁的3块扁肌,由浅入深分别是腹外斜肌、腹内斜肌和腹横肌。 （ ）
3.上消化道包括口腔、咽、食管、胃和十二指肠。 （ ）
4.肝门是肝固有动脉、肝门静脉、肝管及神经、淋巴管等出入肝的部位。 （ ）
5.泌尿系统由肾、输尿管、膀胱、尿道4个器官组成。 （ ）
6.女性尿道短而直,尿道外口位于阴道口的后方。 （ ）
7.男性的生殖腺包括前列腺、精囊和尿道球腺。 （ ）
8.输精管经阴囊、腹股沟管和盆腔后开口于男性尿道。 （ ）
9.贵要静脉起自手背静脉网的桡侧,沿前臂的桡侧和臂的外侧上行。 （ ）
10.大隐静脉起自足背静脉弓内侧,经内踝前方,沿下肢内侧上行,注入股静脉。 （ ）
11.成人脊髓下端平第3腰椎体的下缘。 （ ）
12.每侧大脑半球都分为额叶、颞叶、顶叶、枕叶及岛叶。 （ ）
13.脑和脊髓的被膜由内向外是硬膜、蛛网膜和软膜。 （ ）
14.蛛网膜下隙位于硬膜与蛛网膜之间。 （ ）
15.甲状腺借结缔组织附着于喉和气管,故吞咽时可随喉上下移动。 （ ）
16.右侧肾上腺呈三角形,左侧肾上腺呈半月形。 （ ）
17.受精是指精子与卵子结合形成胚泡的过程。 （ ）
18.植入是指胚泡逐渐埋入子宫肌层的过程。 （ ）
19.人的胚胎发育过程历时38周,其中1~8为胚期,9~38周为胎期。 （ ）
20.人的胚胎发育过程历时40周,其中1~20周为胚期,21~40周为胎期。 （ ）

三、填空题(每空0.5分,共8分)

1.构成骨盆的骨有_____、_____和两块_____。
2.膈肌收缩时,膨隆部_____,助_____气。
3.阑尾根部的体表投影,在_____与_____连线的中外1/3交点处。
4.纵隔是两侧_____之间所有器官、结构和结缔组织的总称。
5.膀胱尖与膀胱底之间的大部分区域,称为_____;膀胱底内面,两侧输尿管口与尿道内口之间的三角形区域,称为_____。
6.卵巢呈扁卵圆形,左右各一,位于_____的侧壁和_____动脉的夹角内。
7.降主动脉以膈肌为界分为_____和_____。
8.神经系统可分为两大部分,即_____和_____。

四、名词解释(每题2分,共10分)

1.肌节 2.咽峡 3.腹膜腔 4.滤过屏障 5.灰质

五、简答题(每题4分,共8分)

1.简述参与呼吸运动的主要肌肉的名称及作用。
2.食物由口腔摄入后依次经哪些部位,最后以大便形式排出体外?

六、问答题(每题 7 分,共 14 分)

1.从右侧手背静脉网注射的药物,达锁骨下静脉后,依次通过哪些途径到达左臂?

2.药物从手背静脉网注入,达锁骨下静脉后,再经哪些途径后到达心壁?

参考答案请扫二维码

参考文献

[1] 于叔杰,马路.解剖学基础[M].3 版.重庆:重庆大学出版社,2018.

[2] 马路.解剖学基础学习指导[M].3 版.重庆:重庆大学出版社,2018.

[3] 丁文龙,刘学政.系统解剖学[M].9 版.北京:人民卫生出版社,2018.

[4] 李继承,曾园山.组织学与胚胎学[M].9 版.北京:人民卫生出版社,2018.

[5] 朱大年,王庭槐.生理学[M].8 版.北京:人民卫生出版社,2013.

[6] 成令忠,钟翠平,蔡文琴.现代组织学[M].上海:上海科学技术文献出版社,2003.

[7] 左伋,刘艳平.细胞生物学[M].3 版.北京:人民卫生出版社,2015.

[8] 任晖,袁耀华.解剖学基础[M].3 版.北京:人民卫生出版社,2015.